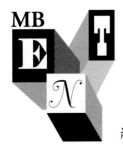

JN046439

編集企画にあたって……

　ENTONI 編集主幹より「先天性サイトメガロウイルス感染症と難聴―診断・予防・治療―」についての企画依頼があり，企画を担当することになりました．ヒトヘルペスウイルスは 8 型が知られており，α，β，γ の 3 亜科に大別されています．サイトメガロウイルス（CMV）は β ヘルペスウイルスになります．いずれもが初感染後の「終生潜伏感染」「再活性化」「発症」という特徴を持っています．耳鼻咽喉科医にとって，単純ヘルペスや水痘・帯状疱疹ウイルスは口唇ヘルペス，顔面神経麻痺，難聴，めまい，舌咽神経麻痺，反回神経などの様々な症状をきたすことでなじみが深いヘルペスウイルスといえると思います．EB ウイルスは上咽頭癌や NK/T 細胞リンパ腫の原因ウイルスとして知られています．私が CMV に関わるようになったのは，平成 16 年度の厚生労働科学研究費補助金　感覚器障害研究事業　「先天性サイトメガロウイルス感染症による聴覚障害の実態調査検査並びに法性予防を目指した基礎的研究」を当時，福島県立医科大学耳鼻咽喉科学講座教授であった大森孝一先生（現　京都大学大学院医学研究科・医学部　耳鼻咽喉科・頭頸部外科学教授）が主任研究者として研究を開始した時からとなります．この班研究において，福島県立医科大学医学部微生物学講座　錫谷達夫教授と共同でへその緒を用いて後方視的に聴覚障害児における CMV の関与を調査し，マウスを用いて CMV による難聴モデルの作成を開始しました．この時から CMV による聴覚障害について現在まで研究を継続しています．研究当初は耳鼻咽喉科医にとってあまり知られていなかった CMV と聴覚障害ですが，現在では本邦においても先天難聴の原因として避けることのできないものとなっています．難聴は耳鼻咽喉科医が対応する領域になりますが，先天性 CMV 感染に対する取り組みは産科，小児科の先生のお力なくして対応することができません．本企画では産婦人科から金子政時先生，山田秀人先生，小児科から森内浩幸先生，河田宗一郎先生，基礎から生田和史先生，小杉伊三夫先生にそれぞれの立場から寄稿していただき，耳鼻咽喉科からは守本倫子先生，南修司郎先生，山崎博司先生，岩崎聡先生，古舘佐起子先生に寄稿していただきました．いずれの先生方も先天性 CMV 感染，CMV 感染に関連する難聴に造詣の深い方々です．本企画のタイトルにふさわしいメンバーによる雑誌を皆さまのお手元に届けることができたと思っております．

　COVID-19 の流行によりウイルスやワクチンに関して国民の意識が高くなっていると感じています．CMV に対する有効なワクチンはまだ登場しておりません．ワクチン開発が世界的に進み一気に COVID-19 に対しての新しいワクチンが開発されたように，CMV 対するワクチンが登場することを切に願っています．本誌が発行される頃には生活を一変させた COVID-19 が落ち着いてくれていることを祈るばかりです．

2021 年 5 月

小川　洋

KEY WORDS INDEX

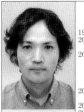

生田 和史
（いくた　かずふみ）

1998年	鳥取大学卒業
2000年	同大学大学院（修士課程）修了
2003年	同大学大学院（博士課程）修了
	米国ルイジアナ州立大学微生物学講座，研究員
2008年	福島県立医科大学医学部微生物学講座，助教
2014年	同，講師
2016年	東北医科薬科大学医学部微生物学教室，准教授

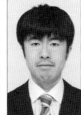

河田 宗一郎
（かわた　そういちろう）

2012年	兵庫医科大学卒業
2014年	長崎大学病院にて臨床研修修了
	長崎大学病院小児科入局
	以後，長崎県内各地の医療機関にて勤務
2018年	長崎大学病院小児科

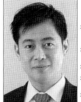

山崎 博司
（やまざき　ひろし）

2006年	京都大学医学部MD-PhDコース卒業
	神戸市立医療センター中央市民病院耳鼻咽喉科
2012年	オーストラリア Royal Victorian Eye and Ear Hospital, Clinical Observer
2013年	京都大学医学部附属病院耳鼻咽喉科・頭頸部外科
2015年	カナダ The Hospital for Sick Children, Research Fellow
2017年	大阪赤十字病院耳鼻咽喉科・頭頸部外科
2020年	神戸市立医療センター中央市民病院臨床研究推進センター・難聴研究部，部長

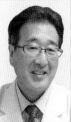

岩崎 聡
（いわさき　さとし）

1986年	三重大学卒業
	浜松医科大学耳鼻咽喉科入局
1998年	米国ハウス耳科学研究所留学
2000年	浜松医科大学耳鼻咽喉科，講師
2010年	信州大学人工聴覚器学講座，教授
2013年	国際医療福祉大学三田病院耳鼻咽喉科，教授

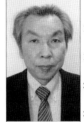

小杉 伊三夫
（こすぎ　いさお）

1985年	浜松医科大学卒業
	同大学附属病院病理部（病理学第2講座）
1993年	同大学病理学第2講座（現：再生・感染病理学講座），助手
2000年	米ハーバード大学ベスイスラエル病院客員研究員
2003年	浜松医科大学再生・感染病理学講座，准教授

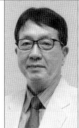

山田 秀人
（やまだ　ひでと）

1984年	北海道大学卒業
1987年	神奈川県立がんセンター細胞遺伝研究部門研究員
1989年	北海道大学病院産婦人科，助手
	ノースカロライナ州 NIEHS（NIH）Visiting Associate
1992年	米国マサチューセッツ州ハーバード医学校文部省在外研究員
2000年	北海道大学病院産婦人科，講師
2003年	同大学大学院医学研究科生殖内分泌学分野，助教授
2009〜20年	神戸大学大学院医学研究科外科系講座産科婦人科学分野，教授
2011〜20年	同大学医学部附属病院総合周産期母子医療センター長
2014〜18年	同病院，副病院長
2021年	医療法人渡辺・金子稲渓仁会病院，不育症センター，ゲノム医療センター長
2017年〜	日本産科婦人科感染症学会理事長

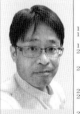

小川 洋
（おがわ　ひろし）

1987年	福島県立医科大学卒業
1994年	同大学耳鼻咽喉科，助手
1998年	同，講師
2005年	同大学附属病院耳鼻咽喉科・頭頸部外科，副部長
2006年	同病院治験センター次長（兼務）
	同大学耳鼻咽喉科，助教授
2007年	同，准教授
2011年	同大学医学部会津医療センター準備室教授（耳鼻咽喉科）
2013年	同大学会津医療センター耳鼻咽喉科学講座，教授

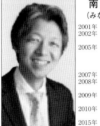

南 修司郎
（みなみ　しゅうじろう）

2001年	慶應義塾大学卒業
2002年	米国ミシガン大学クレスギ聴覚研究所研究員
2005年	慶應義塾大学医学部大学院修了（医学博士取得）
	済生会宇都宮病院耳鼻咽喉科
2007年	静岡赤十字病院耳鼻咽喉科
2008年	国立成育医療センター第二専門診療部耳鼻咽喉科
2009年	慶應義塾大学医学部，助教（耳鼻咽喉科）
2010年	NHO東京医療センター耳鼻咽喉科
2015年	同，医長

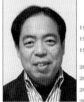

金子 政時
（かねこ　まさとき）

1987年	宮崎医科大学卒業
	同大学医学部産婦人科入局
1994年	同大学医学部産婦人科学講座，助手
1998年	カナダ，ウェスタンオンタリオ大学産婦人科ローソン研究所留学
2000年	宮崎医科大学医学部附属病院周産母子センター，助手
2006年	宮崎大学医学部附属病院周産母子センター，講師
2009年	同病院総合周産期母子医療センター，准教授
2011年	同大学医学部生殖発達医学講座産婦人科分野，准教授
2014年	同大学大学院看護学研究科，教授
2015年	同，研究科長

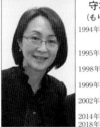

守本 倫子
（もりもと　のりこ）

1994年	新潟大学卒業
	慶應義塾大学耳鼻咽喉科入局
1995年	川崎市立川崎病院耳鼻咽喉科
1998年	米国 Baylor 医科大学耳鼻咽喉科留学
1999年	国立小児病院耳鼻咽喉科
2002年	国立成育医療研究センター耳鼻咽喉科
2014年	同，医長
2018年	同，診療部長

CONTENTS

先天性サイトメガロウイルス感染症と難聴
—診断・予防・治療—

編集企画／小川　洋
福島県立医科大学
会津医療センター教授

Monthly Book ENTONI　No. 261/2021. 8　目次

編集主幹／小林俊光　曾根三千彦

【ENTONI® (エントーニ)】
ENTONIとは「ENT」(英語のear, nose and throat:耳鼻咽喉科)にイタリア語の接尾辞 ONE の複数形を表す ONI をつけ,耳鼻咽喉科領域を専門とする人々を示す造語.

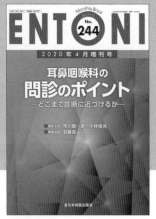

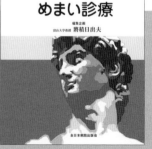
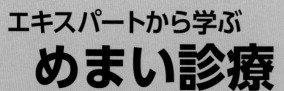

MB ENT, 261：1-5, 2021

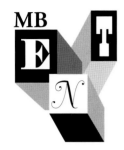

◆特集・先天性サイトメガロウイルス感染症と難聴─診断・予防・治療─

先天性サイトメガロウイルス感染とは？

守本倫子*

Abstract サイトメガロウイルス(CMV)に対する抗体保有率は特に先進国で低く，さらに一度罹患すると排泄期間が長いため反復して罹患する機会が多い．このため，たとえ抗体を有していなくても妊娠中に CMV に罹患して，胎児へ経胎盤感染する可能性がある．診断としては，罹患児に特有な神経疾患や胎児発育不全，胎児エコーでの頭蓋内異常などが認められる症候性の場合，または妊娠中に IgM が増加した場合に尿や羊水により PCR 検査にてウイルスのゲノムを検出する．無症候性で成長とともに難聴や精神発達障害などがみられる場合もあるため，長期に定期的な経過観察を要する．さらに，予防として妊婦への啓発は重要である．

Key words 症候性 CMV 感染(symptomatic CMV infant)，精神発達遅滞(cognitive impairment)，抗体保有率(seroprevalence)，白質病変(white matter abnormality)，神経学的症状(neurological problem)

はじめに

サイトメガロウイルス(CMV)はヘルペスウイルス族に属しているウイルスであり，人類に広く感染している．1881 年に Ribbert らにより腎臓から細胞封入体(owl's eye)が報告されると，次々に報告があがるようになった[1]．通常，幼小児期に不顕性感染し，生涯その宿主に潜伏感染し，免疫抑制状態下で再活性化することで様々な病態を引き起こすものである．胎児期に感染した場合は先天性 CMV 感染となり，欧米では 1,000 出生で約 5〜7 人の発症率とされており，聴覚障害，視覚障害，神経疾患や知的障害などを合併することで知られている．ここでは，主に先天性 CMV 感染について述べる．

CMV 感染の頻度

CMV に対する抗体保有率は 6〜11 歳において 36%であるのに対し 70〜79 歳において 88.8%であったとされ，年齢とともに増加するものの，どの年齢においても抗体がないために感染する可能性は存在する[2]．また，季節による感染などはないものの，地域や人種，社会経済によりその頻度は異なる．米国 CDC が行った調査によると，ロシア，タンザニアなどは 10 歳以下でも抗体保有率が 50%を超えているのに対し，米国，イギリスなどは 20%以下と非常に低い[3]．また，人種においても，黒人やヒスパニック系では抗体保有率が高いとされている．しかし，米国の都会にいる黒人の感染頻度は低いとされており，人種よりも生活態度や教育，医療保険制度などが感染に関係していることがわかる．先天性 CMV 感染は妊娠出産が可能な年齢の女性における抗体保有率の高さに反比例する．欧米での妊娠可能年齢な女性における抗体保有率が 50〜85%であったのに対し，アフリカや南アメリカでは 90%以上であり，先進国における先天性 CMV 感染の頻度が高い理由となっている[1]．日本では抗体保有率が約 60%とやはり低い．

* Morimoto Noriko, 〒157-8535 東京都世田谷区大蔵 2-10-1 国立成育医療研究センター耳鼻咽喉科，診療部長

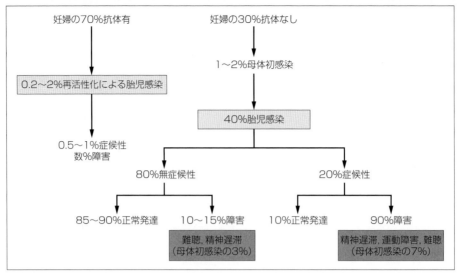

図 1. CMV の母子感染と出生児障害のリスク
（文献 8 より引用）

Koyano らは本邦で行ったコホート研究により，21,272 人の尿スクリーニングを施行したところ，66 人（0.31％）が感染していたものの地域差もなかったとしており，さらに 22.7％が症候性感染（新生児 1,000 人に 1 人）で 15.2％に頭部画像に異常が認められたとしている[4]．出生時に症候性は 23％であるものの，経過観察中になんらかの症状が出て最終的には約 30％，1,000 出生に 1 人の割合でなんらかの障害を有すると報告されている[5]．

感染機序

ウイルスの感染方式についてはまだ明らかになっていないことも多いが，一度感染すると 6 カ月以上唾液や汗など様々なところからウイルスを排泄し，人から人への感染が成立するとされている．頻回にウイルスに曝露した結果として，年齢上昇とともに抗体保有率が増加していることが示唆されており，実際，抗体保有している女性をフォローしていたところ約 29％に CMV の再活性化が認められた[6]と報告されている．

1．感染経路

3～65 カ月の児がいる保育園などでは，CMV の唾液や尿への排泄が 34％であったと報告している[7]．特に，1 歳以下の乳児が排泄している割合は高いともされており，多くは子ども同士の水平感染をしている．

2．妊婦への感染（図 1）[8]．

妊婦の CMV の感染は，小さい子どもの世話や口移しなどでの食事などから伝播する．抗体陰性の妊婦において妊娠中に初回感染した場合の経胎盤感染の頻度は 20～40％とされている．一方，抗体陽性の妊婦でも 0.2～2.2％の頻度で経胎盤感染するとされている[9]．通常，2/3～3/4 は妊娠中に CMV に初回感染した母胎から出生しているとされているものの，近年フランスでは CMV のスクリーニングを行ったところ，CMV 感染の約半数は非初感染の母胎から出生していたと報告されている．

3．経胎盤感染による感染児

経胎盤感染後に症候性感染児は 20％とされており，残りの 80％の無症候性感染において，10～15％があとから難聴や精神発達遅滞などが認められている．抗体陽性の妊婦における CMV 再活性化による胎児感染では，0.5～1％に症候性感染児が認められるとされている．

症　状

代表的な臨床症状を表 1 に示す[10]．
母体初感染の 20％が出生時から中枢性疾患やその他の症状が認められる症候性 CMV 感染であり，母体初感染の 80％はあとから難聴や精神発達遅滞が認められる無症候性 CMV 感染である．

表 1. 先天性 CMV 感染症の主な臨床所見

Small for gestational age(出生体重<−2 SD)
小頭症(頭囲<−2 SD)
出血斑・紫斑(生後数時間以内に出現，数週間持続)
皮下出血(ブルーベリーマフィン皮疹)
遷延する黄疸
肝脾腫
神経学的所見(嗜眠，筋緊張低下，けいれん，吸てつ反射の減弱)
発達障害
難聴
視力障害(網膜炎，眼球形成異常)

(文献 10 より引用)

表 2. 先天性 CMV 感染症の主な検査所見

血液検査	血小板↓
	WBC，好中球↓
	AST/ALT↑
	直接ビリルビン↑
髄液検査	髄液所見の異常
画像検査	脳石灰化，脳室周囲のう胞，脳室拡大，白質異常，皮質の萎縮，髄鞘化不全，小脳低形成，レンズ核線条体血管症
聴覚検査	一側または両側感音難聴
眼科検査	網脈絡膜炎，網膜出血，視神経萎縮，斜視，白内障

(文献 10 より引用)

1．症候性 CMV 感染

40～60％は難聴，精神発達障害，網膜炎などを伴っている．また，75％は乳児期に死亡する．小頭症，出血斑，胎児発育不全(SFD)が認められた場合は先天性 CMV 感染の可能性を検討する．出生後もけいれんや発達障害が顕著に現れることが多い．

2．無症候性 CMV 感染

10～15％は遅発性難聴を呈する．また，精神発達障害や網膜炎なども認められることがあるが，症候性 CMV 感染に比べると非常に低い頻度である．CMV 感染に伴う遅発性感音難聴は約 33～50％とされており，症候性では 7.4％，無症候性は 40.7％と無症候性のほうが遅発性に難聴が進行する割合が高い[11]．無症候性では，2～70 カ月まで聴力低下がみられ，平均は 18 カ月とされている[9]．自閉症スペクトラムなどの高次機能障害などが認められることもあり，就学前までは発達や聴覚の評価を定期的に行うことが推奨されている[12]．

3．母体の変化

妊娠中の感染徴候(発熱やリンパ節腫脹)が認め

られた場合や，血中 CMV IgG が妊娠中に陽転した場合は胎児の先天性 CMV 感染を疑う．

検査所見

検査所見について表 2 に示す[10]．

1．画像検査

頭部 CT，MRI：MRI では特に白質病変，CT では頭蓋内石灰化が認められる(図2)．脳回異常，脳室拡大はどちらでも認められる．菅沼らは，尿スクリーニングにて診断された症候性・無症候性 CMV 感染児 52 例を対象に MRI を行い，出生後 5 カ月以内では 72％に白質病変が認められ，その後 5 カ月過ぎて再度行った MRI で新たに 6 例に白質病変が認められた一方で，5 例で改善が認められ，全体では 82.6％に白質病変が認められたとしている[13]．しかし，白質病変の有無と神経学的症状は一致しなかったとのことで予後とは関係しない可能性が高い．妊娠 18 週以前の CMV 感染では，多小脳回，著明な脳室拡大，脳室周囲石灰化，上衣下のう胞などが認められるとされ，妊娠 18～24 週頃に生じた感染では比較的軽度の多小脳回，脳室拡大，さらに 26 週以降では髄鞘化遅延，白質病

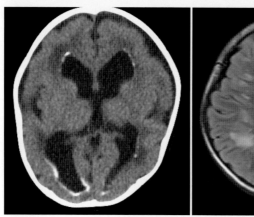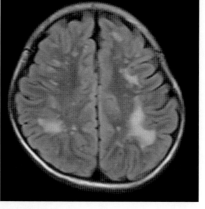

図 2. 頭部の画像所見 　　　　　　　　　　a｜b
a：CT. 頭蓋内脳室周囲の石灰化および脳室拡大を認める
b：MRI. 白質病変が認められる

表 3. 妊婦への教育

| 子どもの口や顔回りにキスをしない |
| 子どもと食べ物，飲み物，食器を共有しない |
| 　　歯ブラシ |
| 　　スプーンなどの食器 |
| 　　コップやペットボトル |
| 　　おしゃぶりを口にしない |
| 以下の行為の後には頻回に石鹸と水で手を洗う |
| 　　おむつ交換 |
| 　　子どもへの食事 |
| 　　子どものハナやヨダレをふく |
| 　　子どものおもちゃを触る |

(文献 9 より)

変がみられるとされている[14]．

2．ウイルス学的検査

1）妊娠中の診断

胎児エコーにて脳室拡大や奇形などが認められた場合などは，羊水穿刺を行い，PCR 検査にて CMV のウイルスゲノムを検出する．

2）出生後の診断

新生児の唾液や尿中に CMV のウイルスが排泄されているため，検体を採取して PCR 検査によりウイルスゲノムを検出する．検査は出生後 2〜3 週以内とされており，その時期を超えると先天性か後天性の感染か不明確になる．唾液または尿による RT-PCR 検査では感度および特異度は 97%以上とされている[15]．乾燥ろ紙血（DBS）のほうが感度は低い．現在は新生児のユニバーサルスクリーニングは行われているところは海外でもほとんどないが，いくつかの国や地域においては新生児聴覚スクリーニングでリファーとなった児に対してのみ CMV 感染のスクリーニングを行っている．本邦でも難聴の確定診断を待っていると出生後 3週間を過ぎてしまう可能性が非常に高いため，自動 ABR で 2 回リファーが認められた場合は，その場で尿検査を行うことを推奨している．ただし，この方法では先天性 CMV 感染児の 57%しか発見することができていない．このため現在は全新生児に対してスクリーニングを行うほうが費用対効果が高い，とする報告もでている[9]．

治療と予防

妊娠中は年少児の唾液や尿に接触することを極力減らすことを指導する．ワクチンでの予防がもっとも効果があると考えられるものの，まだワクチンが確立していない現時点では，妊婦の教育は必要であり，先天性 CMV 感染についての知識，妊娠中の予防などを妊娠前から，妊婦を取り巻く周囲の人々にも理解させておくことが大切である（表 3）[9]．さらに，先天性 CMV 感染児として出生した児を早期に発見し，抗ウイルス薬を使用することで得られる聴力変動やその他に予想される高次機能障害などへの効果が明らかにされることも重要である．治療効果が明らかになることで，今後はすべての出生児がスクリーニングにより CMV 感染を発見され，少しでも遅発性難聴を早期に発見し，早期に予防や治療が行えることが大切である．

文　献

1) William Britt：24 Cytomegalovirus. Wilson, et al eds：724-781, Remington and Klein's Infectious diseases of the fetus and newborn infant 8ᵗʰ eds. Elsevier, 1976.

2) Staras SA, Dollard SC, Radford KW, et al：Seroprevalence of cytomegalovirus infection in the United States 1988-1994. Clin Infect Dis, **43**：1143-1151, 2006.

3) Burt VL, Harris T：The third National Health and Nutrition Examination Survey：contributing data on aging and health. Gerontologist, **34**：486-490, 1994.

4) Koyano S, Inoue N, Oka A, et al：Screening for congenital cytomegalovirus infection using newborn urin samples collected on filter paper：feasibility and outcomes from a multicentre study. BMJ Open, **1**：000118, 2011.
   Summary 本邦における全国的な新生児の尿を使用したCMV感染検査を行い，先天性CMV感染率と地域性を報告した．

5) Dollard SC, Grosse SD, Ross DS：New estimates of the prevalence of neurological and sensory sequelae and mortality associated with congenital cytomegalovirus infection. Rev Med Virol, **17**：253-276, 2007.

6) Ross SA, Arora N, Novak Z：Cytomegalovirus reinfections. J Infect Dis, **201**：386-389, 2010.

7) Zheng QY, Huynh KT, Van Zuylen WJ：Cytomegalovirus infection in day care centres：A systematic review and meta-analysis of prevalence of infection in children. https://doi.org/10.1002/rmv.2011

8) 山田秀人（研究代表者）：先天性サイトメガロウイルス感染症対策のための妊婦教育の効果の検討，妊婦・新生児スクリーニング体制の構築及び感染新生児の発症リスク同定に関する研究．

厚生労働科学研究費補助金（成育疾患克服等次世代育成基盤研究事業）平成23～24年度総合研究報告書：1-201, 2013.

9) Fowler KB, Boppana SB：Congenital cytomegalovirus infection. Semin Perinatol, **42**：149-154, 2018.
   Summary CMV感染に対する抗体保有率には地域差や民族性があり，妊婦の教育が重要である．

10) 小形　勉，木下史子，森内浩幸：先天性サイトメガロウイルス感染症．小児内科, **52**：51-55, 2020.

11) Dahle AJ, Fowler KB, Wright JD, et al：Longitudinal investigation of hearing disorders in children with congenitalcytomegalovirus. J Am Acad Audiol, **11**：283-290, 2000.

12) 森岡一朗：小児感染症Q＆A　先天性サイトメガロウイルス感染症はどのように診断，対応したらよいでしょうか．Up to date 子どもの感染症, **7**：10-11, 2019.

13) 菅沼栄介，山口　明，坂田英明：尿スクリーニングで診断された先天性サイトメガロウイルス感染症児の頭部MRIの検討．小児耳鼻, **39**：291-296, 2018.
   Summary MRIで白質病変は高率に認められるものの，神経症状の予後とは関係なく，また難聴とも関連が認められなかった．

14) 岡部哲彦，相田典子：先天性サイトメガロウイルス感染症．青木茂樹ほか（編）：460-461, 画像診断　よくわかる脳MRI　第3版. 学研メディカル秀潤社, 2012.

15) Yamamoto AY, Mussi-Pinhata MM, Marin LJ, et al：Is saliva as reliablea surine for detection of cytomegalovirus DNA for neonatal screening of congenital CMV infection? J Clin Virol, **36**：228-230, 2006.

大好評増刊号!!

Monthly Book
ENTONI エントーニ
No. 218

2018年4月増刊号

耳鼻咽喉科における新生児・乳幼児・小児への投薬 —update—

■ 編集企画　守本倫子（国立成育医療センター医長）

198頁，定価（本体価格 5,400円＋税）

小児患者を多く診ていられるエキスパートの方々により，実際の臨床で遭遇する小児患者への対応，小児特有の耳鼻咽喉科疾患に対する薬物治療の最新知識などわかりやすく解説！！

☆ CONTENTS ☆

全日本病院出版会　〒113-0033　東京都文京区本郷 3-16-4　Tel:03-5689-5989
www.zenniti.com　Fax:03-5689-8030

MB ENT, 261：7-10, 2021

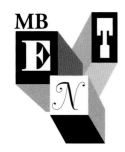

◆特集・先天性サイトメガロウイルス感染症と難聴—診断・予防・治療—

先天性サイトメガロウイルス感染症と難聴

南 修司郎*

Abstract システマティックレビューでは先天性サイトメガロウイルス(CMV)感染児の難聴発生率は 12.6%と計算され，人口における先天性 CMV 感染症による難聴の割合は，1,000 人の子どもにつき 0.5 人と推定される．無症候性先天性 CMV 感染児の場合，難聴診断年齢に比べて，先天性 CMV 感染症の診断年齢が遅れる傾向がある．先天性 CMV 感染症による難聴は，進行性または変動性で，聴力に左右差を認めることが多いことが特徴である．先天性 CMV 感染症による難聴の 40%くらいが，進行性難聴を示す．遅発性難聴も少なくないため，新生児聴覚スクリーニングにパスした場合でも，先天性 CMV 感染症と診断された乳児は長期的に追跡する必要がある．

Key words 非対称性難聴(asymmetric hearing loss)，進行性難聴(progressive hearing loss)，遅発性難聴(late-onset hearing loss)，変動性難聴(fluctuating hearing loss)，新生児聴覚スクリーニング(newborn hearing screening)

先天性サイトメガロウイルス(CMV)感染症による難聴の頻度

先天性 CMV 感染症による難聴について，1964年に最初に報告されている[1]．システマティックレビューでは先天性 CMV 感染児の難聴発生率は12.6%と計算され，人口における先天性 CMV 感染症による難聴の割合は，1,000 人の子どもにつき 0.5 人と推定される[2]．先天性 CMV 感染は，非遺伝性先天性難聴の中ではもっとも頻度が高い原因であり，幼児の感音性難聴の約 20～25%の原因であると推定されている[3]．先天性 CMV 感染症による感音性難聴の発生率は，妊娠中の CMV が感染する時期に依存する．先天性 CMV 感染の 34 人の患者を対象とした研究では，妊娠初期の母親の一次感染後に感染した子どもの 80%で感音性難聴が検出され，妊娠中期に母体感染が発生した場合，合計 8%の子どもが感音性難聴を発症し，後

期に一次母体感染が発生した場合，感音性難聴の子どもはいなかった[4]．

東京医療センターでは，2010 年 3 月～2019 年 5月までに登録された，明らかな原因がない一側性または両側性の難聴患者 541 例に臍帯 CMV 検査を行い 44 例(8.1%)に CMV 陽性を認めている[5]．44 例中の男女比は女性 27 例(61%)，男性 17 例(39%)であり，難聴診断年齢の中央値は 2 歳(0～7 歳)であったが，先天性 CMV 感染症の診断年齢は全体の 70%が 2 歳以降の診断であった(図1-a)．

先天性 CMV 感染症による難聴の特徴

先天性 CMV 感染症による難聴は，フラット型の感音性難聴が多いとされ，また進行性，変動性であることも特徴であり，難聴は片側性または両側性であり，聴力に左右差を認めることが多い[6]．難聴の程度は，軽度から重度まで様々であり，つまり先天性 CMV 関連の難聴の性質は非常に不均

* Minami Shujiro，〒 152-8902 東京都目黒区東が丘 2-5-1　国立病院機構東京医療センター耳鼻咽喉科，医長

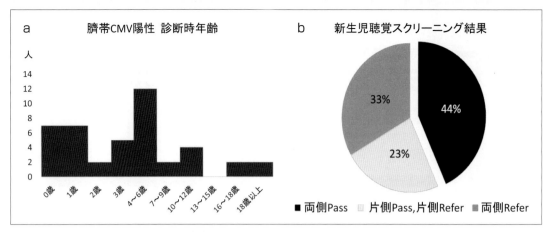

図 1. 東京医療センターでの先天性 CMV 感染症
a：臍帯 CMV 検査による先天性 CMV 感染症の診断年齢
b：先天性 CMV 感染症による難聴児の新生児聴覚スクリーニング結果

表 1. 先天性 CMV 感染症による難聴の特徴が記載された 8 つのコホート研究

	両側難聴の割合	一側性難聴の割合	両側高度以上の難聴の割合	遅発性難聴の割合	進行性難聴の割合
Saigal 1982[8]	57%	43%	43%	0%	0%
Preece 1984[9]	60%	40%	60%	0%	20%
Ahlfors 1999[10]	80%	20%	80%	0%	0%
Dahle 2000[11]	60%	40%		31%	54%
Yamamoto 2011[12]	50%	50%	40%		0%
Foulon 2012[13]	44%	56%		13%	38%
Royackers 2013[14]	67%	33%	59%	11%	41%
Capretti 2014[15]	63%	38%	50%	63%	0%
全体	60%	40%	55%	25%	43%

質であるといえる．症候性および無症候性の先天性 CMV 感染症による難聴の特徴について記載された 8 つのコホート研究から，両側性が 60%，一側性が 40% と計算される（表 1）．55% が両側高度以上の難聴で，人工内耳の検討が求められ，また遅発性難聴は 25%，進行性難聴は 43% に認められる．症候性の CMV 感染症児は過剰に，無症候性の CMV 感染症児は過少に評価をされている可能性があるため，症候性感染児と無症候性感染児とは分けて考えると，症候性の先天性 CMV 感染症による難聴は両側性が 71.2%，一側性が 28.8% であり，両側高度以上の難聴は 65.1% である．18.1% が遅発性，17.7% が進行性，21.5% が変動性難聴を示す．無症候性の先天性 CMV 感染症からの難聴の場合は，両側性が 43.1%，一側性が 56.9% で，両側高度以上の難聴は 42.6% である．9% が遅発性，20.3% が進行性，24% が変動性難聴を示す[2]．

東京医療センターで先天性 CMV 感染症による難聴と診断され純音聴力検査が実施された 21 例の聴力図を図 2 に載せる．一側性の重度難聴が 6 例，一側性の中等度難聴が 1 例，非対称性両側難聴が 5 例，対称性両側難聴が 9 例であった[5]．遺伝性難聴に比べ，先天性 CMV 感染症による難聴は聴力に左右差を認めることが多く，診断の手がかりとなる．

先天性 CMV 感染症による難聴と 新生児聴覚スクリーニング

ベルギーの先天性 CMV 感染症の 79 人の患者を対象とした 10 年間の前向き研究で，遅発性難聴が 5% で検出され，難聴の 11% で進行し，16% で変動し，18% の乳児で改善を報告している[7]．先天性 CMV 感染症による感音難聴は変動，進行，遅発する可能性があるため，注意深く聴覚モニタリングを継続する必要がある．新生児スクリーニン

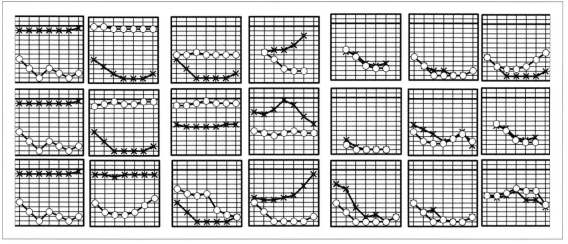

図 2. 東京医療センターで先天性 CMV 感染症による難聴と診断され純音聴力検査が実施された 21 例の聴力図

グにパスした場合でも，先天性 CMV 感染症と診断された乳児は長期的に追跡する必要がある．東京医療センターにおける，先天性 CMV 感染症による難聴児の後方視的調査では，44％が新生児聴覚スクリーニング両側パスであった（図 1-b）．先天性 CMV 感染症と診断された乳幼児に推奨される聴力検査の間隔に関するエビデンスに基づくガイドラインは不足しているが，Foulon らは，先天性 CMV 感染症児の聴覚検査のフォロー時期，方法を次のように提案している[6]．

（1）新生児聴覚スクリーニングでリファーの場合は，2～6 週間後に ABR 再検を推奨する．その後は，聴力が安定するまで 3 ヶ月ごとに，その後は 1 年ごとに 6 歳まで，繰り返し聴覚評価（ABRまたは聴性行動反応聴力検査）を行うことを提案する．

（2）新生児聴覚スクリーニングで両側パスの場合は，5 ヶ月，1，2，3，4，および 5 年後に耳音響放射テストでフォローすることを推奨する．難聴の兆候を示し始めた場合は，（1）に切り替える．

先天性 CMV 感染症による難聴の聴覚管理とリハビリテーションは，他の原因による先天性難聴へのアプローチと似ている．早期の一貫した補聴器または人工内耳の使用と適切な聴覚言語療法により，音声言語の獲得が可能である．また，最近の研究では，先天性 CMV 感染症による難聴の経過と進行は，抗ウイルス薬などの初期治療で変化する可能性が示唆されている．これには，先天性

CMV 感染症による難聴の早期かつ正確な診断の必要性がある．この分野の研究がさらに進歩することで，先天性 CMV 感染症による難聴患者の長期的な障害を少なくすることが可能と考えられる．

文 献

1) Medearis DN Jr：VIRAL INFECTIONS DURING PREGNANCY AND ABNORMAL HUMAN DEVELOPMENT. Am J Obstet Gynecol, **90** Suppl：1140-1148, 1964.

2) Goderis J, De Leenheer E, Smets K, et al：Hearing loss and congenital CMV infection：a systematic review. Pediatrics, **134**：972-982, 2014.
   Summary 先天性 CMV 感染症による難聴の特徴について記載されたコホート研究のシステマティックレビュー．

3) Morton CC, Nance WE：Newborn hearing screening--a silent revolution. N Engl J Med, **354**：2151-2164, 2006.

4) Foulon I, Naessens A, Foulon W, et al：Hearing loss in children with congenital cytomegalovirus infection in relation to the maternal trimester in which the maternal primary infection occurred. Pediatrics, **122**：e1123-e1127, 2008.

5) 山野邉義晴，南 修司郎，辺土名 貢ほか：先天性サイトメガロウイルス感染症による難聴患者の臨床研究．日耳鼻会報, **123**：1083, 2020.
   Summary 東京医療センターで先天性 CMV 感染症による難聴と診断された症例の検討．

6) Foulon I, Vleurinck L, Kerkhofs K, et al：Hearing configuration in children with cCMV infection and proposal of a flow chart for hearing evaluation. Int J Audiol, **54**：714-719, 2015.
Summary 先天性 CMV 感染症児の聴覚検査のフォロー時期，方法を提案.

7) Foulon I, Naessens A, Foulon W, et al：A 10-year prospective study of sensorineural hearing loss in children with congenital cytomegalovirus infection. J Pediatr, **153**：84-88, 2008.

8) Saigal S, Lunyk O, Larke RP, et al：The outcome in children with congenital cytomegalovirus infection. A longitudinal follow-up study. Am J Dis Child, **136**：896-901, 1982.

9) Preece PM, Pearl KN, Peckham CS：Congenital cytomegalovirus infection. Arch Dis Child, **59**：1120-1126, 1984.

10) Ahlfors K, Ivarsson SA, Harris S：Report on a long-term study of maternal and congenital cytomegalovirus infection in Sweden. Review of prospective studies available in the literature. Scand J Infect Dis, **31**：443-457, 1999.

11) Dahle AJ, Fowler KB, Wright JD, et al：Longitudinal investigation of hearing disorders in children with congenital cytomegalovirus. J Am Acad Audiol, **11**：283-290, 2000.

12) Yamamoto AY, Mussi-Pinhata MM, Isaac Mde L, et al：Congenital cytomegalovirus infection as a cause of sensorineural hearing loss in a highly immune population. Pediatr Infect Dis J, **30**：1043-1046, 2011.

13) Foulon I, Naessens A, Faron G, et al：Hearing thresholds in children with a congenital CMV infection：a prospective study. Int J Pediatr Otorhinolaryngol, **76**：712-717, 2012.

14) Royackers L, Rector E, Verhaert N, et al：Long-term audiological follow-up of children with congenital cytomegalovirus. B-ENT, **21** Suppl：57-64, 2013.

15) Capretti MG, Lanari M, Tani G, et al：Role of cerebral ultrasound and magnetic resonance imaging in newborns with congenital cytomegalovirus infection. Brain Dev, **36**：203-211, 2014.

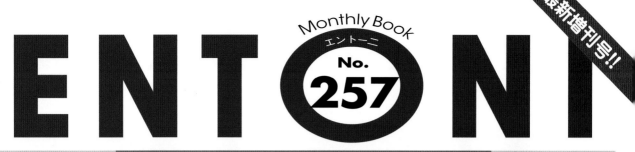

最新増刊号!!

Monthly Book
エントーニ
No. 257

2021年4月増刊号

みみ・はな・のどの
外来診療update
― 知っておきたい達人のコツ26 ―

■ 編集企画　市村恵一（東京みみ・はな・のどサージクリニック名誉院長）

MB ENTONI No. 257（2021年4月増刊号）

178頁，定価5,940円（本体5,400円+税）

日常の外来診療において遭遇する26のテーマを取り上げ，
達人が経験により会得してきたそれぞれのコツを伝授！

☆ CONTENTS ☆

全日本病院出版会　〒113-0033 東京都文京区本郷 3-16-4　Tel:03-5689-5989
www.zenniti.com　Fax:03-5689-8030

MB ENT, 261：12-17, 2021

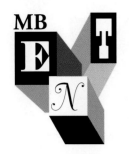

◆特集・先天性サイトメガロウイルス感染症と難聴─診断・予防・治療─

先天性サイトメガロウイルス中枢感染

小杉伊三夫*

Abstract 大脳は先天性ヒトサイトメガロウイルス（human cytomegalovirus；HCMV）感染において重要な標的臓器である．神経前駆細胞は脳細胞の中でHCMVに対する感染感受性がもっとも高く，ウイルス増殖性・細胞溶解性感染を呈し，感染細胞は死滅する．妊娠初期（〜15週）では脳室壁の神経前駆細胞の増殖・分化・移動による脳形成─大脳皮質板形成─がもっとも旺盛で，この時期に感染すると脳障害の頻度が高く小頭症などの重篤な脳奇形を発症しやすい．マウスCMV（MCMV）を用いた胎内感染モデルでも同様の結果が得られている．一方，マウス新生仔脳内感染モデルでは，発育期大脳神経細胞において細胞破壊を伴わない一過性で特異な持続感染が認められる．このような感染で機能障害を伴った神経細胞がその後も生存し，神経精神発達障害の要因となる可能性がある．同様の感染をヒト先天性HCMV感染症で明らかにした報告は未だなく，今後の検証が期待される．

Key words ヒトサイトメガロウイルス（human cytomegalovirus），マウスサイトメガロウイルス（murine cytomegalovirus），母子感染（maternal-to-fetal transmission），小頭症（micro-cephaly），神経精神疾患（neuropsychiatric disease），神経前駆細胞（neural precursor cell），大脳神経細胞（cerebral neuron）

はじめに

HCMVの先天感染は世界的に全出生の約1%，（本邦では0.31%）でみられ，その内の約10%（本邦では約20%）で子宮内発育遅延・肝脾腫・小頭症などの顕性感染を呈し，残りの10〜20%の不顕性感染児で発育期に感音性難聴や精神発達遅滞などの機能障害を生じる．先天性HCMV感染症は全身性感染症であるが，胎児脳はCMVの標的となりやすい臓器である[1]~[3]．本稿では，最初に先天性HCMV感染で生じるヒト中枢神経病変の中でも特に大脳病変について病理学的に解説する．感染による病変形成の解析は培養細胞や動物モデルで行われている．後半では，その中でもっとも良く用いられているMCMV感染モデルについて紹介する．

先天性HCMV感染による脳障害の病理

先天性HCMV感染における脳病変の病理学的解析は，死産児および流産児の剖検脳で行われている．ウイルスは最初胎盤に感染し増殖後に，主に血流を介して胎児脳に向かうと考えられる．脳に達したウイルスは，脳血液関門（脳実質内毛細血管）・血液髄液関門（脈絡叢）・血液クモ膜関門（髄膜）を突破して脳内に侵入する．これらの関門は胎生期では未熟であることから，ウイルスは容易に侵入すると推測される．感染脳病変の程度は，感染時期と感染細胞数（≒ウイルス量）に依存して，軽微な病変から小頭症などの肉眼的形態異常（奇形）を伴う重篤な病変まで存在する（図1）．

病理学的には，特異な封入体（cytomegalic inclusion）を伴った髄膜炎，脳室炎を生じ，ウイル

* Kosugi Isao，〒431-3192 静岡県浜松市東区半田山1-20-1 浜松医科大学再生・感染病理学講座，准教授

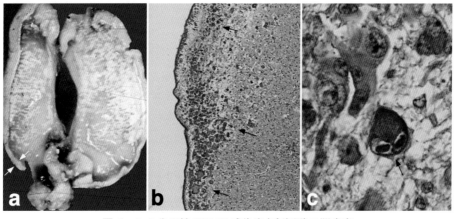

図 1. ヒト先天性 HCMV 感染症(重症例)の脳病変
a：感染による脳実質(矢印)の高度菲薄化と脳室拡大で重度の水頭症をきたした大脳
b：脳室壁の HCMV 感染巣(HE 染色). 脳室上衣下に多数の感染細胞が帯状に分布して
　いる(矢印). 感染細胞は神経前駆細胞ないし未熟なグリア細胞と考えられる
c：b の一部を拡大. HCMV 感染細胞に特徴的な核内封入体(矢印, "フクロウの目：
　owl eye")を認める. この所見はウイルス増殖性・細胞溶解性感染の典型像であり,
　感染細胞は最終的に死滅する
(浜松医科大学名誉教授　筒井祥博氏より提供)

スが脳実質内に侵入し重篤化すると脳炎となる.
炎症細胞は単球・マクロファージや好中球が主体
でリンパ球は少ない. 多くの症例は髄膜炎・脳室
炎で留まると推測されるが, 剖検脳で報告される
病変は重篤で, 髄膜脳炎や脳室脳炎など全脳炎の
病変を呈するものが多く, 妊娠時期としては妊娠
20〜30 週の中期がもっとも多い[4].

　胎児脳において HCMV は, 神経前駆細胞, 放
射状グリア, 未熟グリア系細胞, 神経細胞, 髄膜
皮細胞, マクロファージ／ミクログリア, 血管内
皮細胞など多種の細胞に感染し得る. その中で感
染感受性のもっとも高い細胞は神経前駆細胞
(neural precursor cell；NPC もしくは neural
stem/progenitor cell；NSPC)と放射状グリアで
あるが[4)5)], 何故感受性が高いのかは未だ解明され
ていない. 神経前駆細胞における HCMV 感染は
ウイルス増殖性・細胞溶解性感染であり, 感染細
胞は死滅する[5]. 妊娠初期(〜15 週)では脳室壁(脳
室帯および脳室下帯)における神経前駆細胞の増
殖・分化・移動による脳形成—特に大脳皮質板形
成—がもっとも旺盛で, この時期に感染すると脳
障害の頻度が高くなる[6].

　重度の病変としては, 脳室周囲壊死, 石灰化,
嚢胞, 皮質神経板異所形成(heterotopia), 脳室周

囲白質軟化症が挙げられる[7]. 前三者は感染によ
る直接的・間接的な前駆細胞壊死と炎症に伴う循
環障害が関連する. また, 脳室周囲の感染によっ
て放射状グリアが減少すると神経細胞移動による
皮質板形成に異常が生じ, heterotopia をきたすと
考えられている. これらの病変が複合的に重なっ
て, 肉眼的には, 小頭症, 多脳回症, 脳空洞症,
水頭症を呈する. 重度の器質病変と異なり, 壊死
を伴わず軽度の炎症細胞浸潤からなる病変として
終脳(大脳)白質脳症がある. 白質に生じる軽微な
病変であるが, 生後, 難聴や精神発達遅滞などの
症候を呈する[8]. また, 胎生期よりも出生後の
HCMV 感染病変として報告される病変として,
ミクログリア結節がある. 感染細胞を中心とした
ミクログリアの集族巣が脳内に散在する. 多くの
場合, 感染細胞は消失しているが, 稀に封入体細
胞を認める[4)8].

　近年の研究では, 周産期の発育脳が感染症や免
疫異常による炎症性傷害因子(サイトカインなど)
に晒されると, 出生後の小児期・成人期において
神経精神疾患を発症する可能性が高くなると考え
られている[9)10]. 疫学的な推測では, HCMV を含
めた母子感染症をなくせば統合失調症の発症頻度
が半分になるという報告もある[11]. しかし,

HCMV 増殖性感染細胞を伴った小頭症などのように明確な器質的障害を呈する症例と異なり，器質的障害が明らかでない精神疾患の脳で HCMV 感染細胞を提示した報告はない．だが，器質的脳障害をきたす症例は先天性 HCMV 感染症の約 1 割である．残りの 9 割の中には，組織破壊性の増殖性感染とは異なる HCMV 感染（持続感染や潜伏感染）が主体で器質的脳障害が軽微な症例が存在し，このような感染による脳機能障害が神経精神疾患などの要因となる可能性も考えられる．後述のマウス実験系では，この仮説と関連する周産期大脳神経細胞における特異な CMV 持続感染が明らかにされている[12]．

MCMV 感染モデル

CMV には種特異性があり HCMV を用いた動物実験は，SCID-hu などのヒト化マウスを用いた実験系以外は不可能である．動物実験はマウス・ラット・モルモット・サルなど各動物種に固有の CMV を用いて行われ，MCMV を用いたマウス感染モデルに関する研究がもっとも多い[2]．ここでは中枢神経系でも大脳感染モデルについて解説する．CMV 感染による脳障害の多様性は，脳発達の時期によって感染感受性細胞が異なることが要因の 1 つと考えられる．マウス大脳感染モデルでは，大脳形成の初期（胎生期）とそれ以後脳組織の細胞が成熟に向かう後期（出生後）に分けて考えると理解しやすい（図 2）．

脳形成の初期（マウス胎生 12～18 日，ヒト妊娠第 10～15 週に相当）における CMV 感染の解析には[13]，MCMV 胎盤内感染モデルや神経前駆細胞培養系（neurosphere）が用いられる（図 2 左側）[14)~16)]．これらのモデルにおいて，脳室周囲（脳室帯・脳室下帯）の神経前駆細胞がもっとも感染感受性が高く，ウイルス増殖性・細胞溶解性感染による神経前駆細胞の消失および増殖・分化・移動障害が小頭症などの重篤な脳奇形に関連することが明らかにされている．これらの結果は前述のヒト症例でみられる脳室周囲壊死，石灰化，嚢胞などの脳室周囲の病変形成と矛盾しない．さらに，マウス胎仔脳における MCMV 感染に対する生体防御反応の主役は，脳外から侵入した単球・マクロファージ（CD45・CD11b 陽性細胞）である[15]．これらの細胞は脳室壁・髄膜感染巣の血管周囲に集族し，活性化して炎症誘発性サイトカイン（TNFα，IL-1β，IL-6，INFβ）や iNOS を産生する．また，ミクログリアは type-I INF（INFα および INFβ）を，NK ないし T 細胞は type-II INF（INFγ）を産生する．これらのサイトカインは抗ウイルス作用を及ぼすが，その一方で，過剰なサイトカインは脳発達に深刻な影響を及ぼすことが報告されている[9]．MCMV を感染した胎仔脳では，非感染の神経前駆細胞の増殖や未熟な神経細胞の移動による皮質神経板形成も抑制される．したがって，MCMV 感染による胎仔脳障害は，神経前駆細胞への感染による直接的障害とサイトカインなどを介した胎仔脳全体への間接的障害が考えられる．興味深いことに，過剰なサイトカイン応答による発育脳障害は，CMV 脳障害と類似した小頭症・石灰化を生じるヒト遺伝性疾患である pseudo-TORCH 症候群で明らかにされている[17]．同症候群では，type-I INF シグナル抑制分子の欠損によって type-I INF に対する過剰応答が生じ（type I interferonopathies）[18]，感染がなくても発育脳内で炎症が誘発され脳病変を生じる．

一方，大脳形成の後期（マウスでは生後第 2 週，ヒトでは周産期初期の妊娠第 19～24 週に相当）では[13]，脳室壁における神経前駆細胞数の減少とともに基本的な大脳皮質形成がほぼ完了する．この時期以降になると神経前駆細胞の増殖・分化・移動は海馬歯状回や側脳室壁に限られ，脳の発達は神経細胞やグリア細胞の成熟による神経回路形成が主体となる（図 2 右側）．生後 1 日のマウス新生仔脳内に MCMV を感染させると，脳室壁・血管周囲の非神経細胞（神経前駆細胞やマクロファージ）における細胞溶解性感染が消失した生後第 2 週頃に，大脳皮質・海馬の神経細胞のみに特徴的

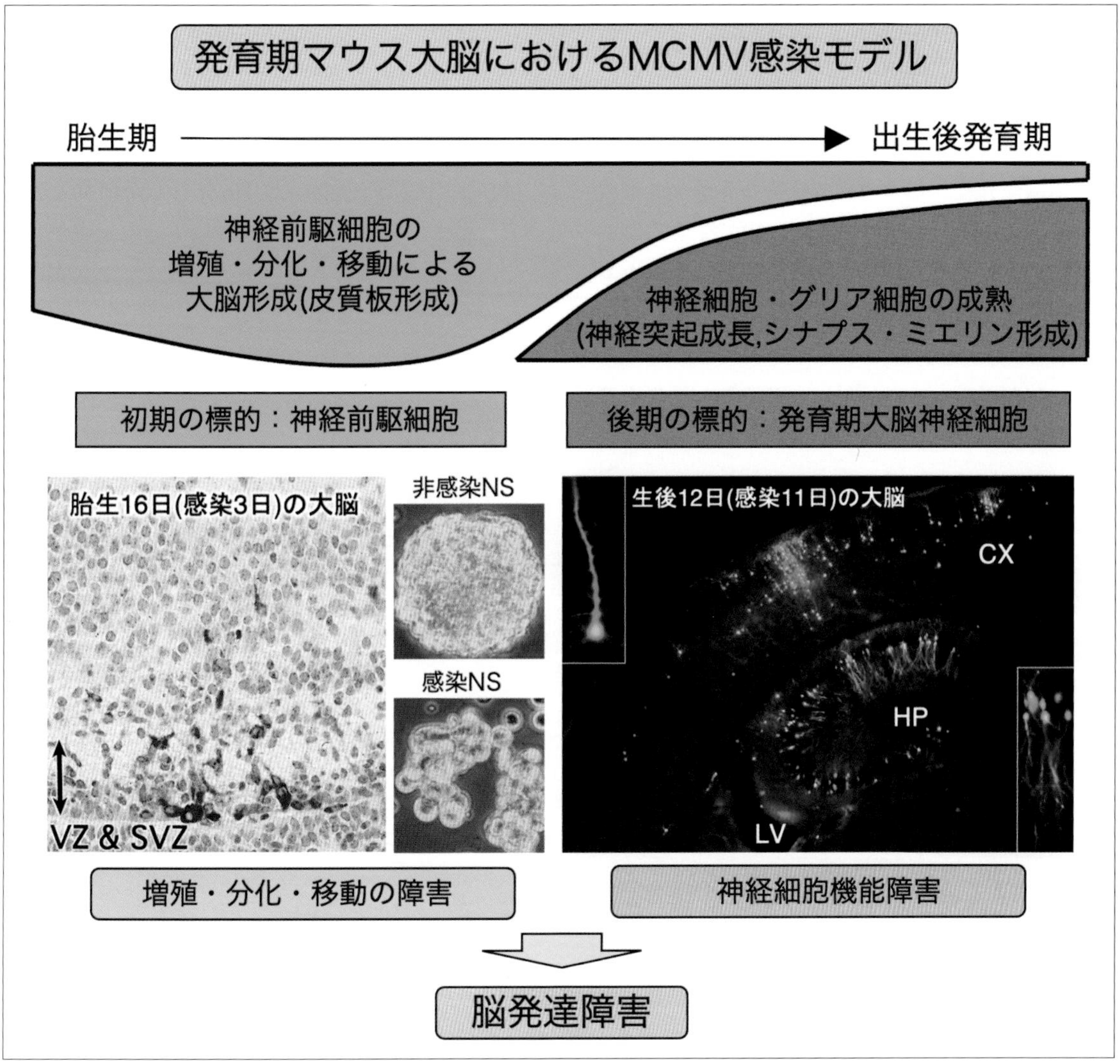

図 2. 発育期マウス大脳における MCMV 感染モデルの概略

発育期の大脳形成は,胎生期では神経前駆細胞による脳形成(青色)が,出生後発育期では分化した神経細胞・グリア細胞の成熟(紫色)が主体となる.代表的なウイルスの標的細胞は,初期では神経前駆細胞,後期では発育期大脳神経細胞である.胎生期の神経前駆細胞は脳室壁(矢印)の脳室帯(VZ)・脳室下帯(SVZ)に存在する.MCMV を胎盤内感染後 3 日で神経前駆細胞にウイルス抗原(赤色)の発現が認められる.神経前駆細胞培養系(neurosphere;NS)に MCMV が感染すると,ウイルス増殖性・細胞溶解性感染を呈し,球状の細胞集塊は崩れ感染細胞は死滅する.一方,MCMV を生後 1 日に脳内感染すると生後 12 日(感染 11 日)で感染細胞は神経細胞(緑色)のみになる(CX:大脳皮質,HP:海馬,LV:側脳室).神経細胞では特徴的な持続感染を呈し,ウイルス増殖は抑制され形態は保たれる.以上から,感染の時期や感染細胞ごとに異なる影響が複合的に作用して多様な脳発達障害を生じると推測される

な持続感染が認められる[12)19)20)].非神経細胞と異なり,神経細胞における持続感染ではウイルス増殖は抑制され細胞形態も保たれている.この時,神経細胞では MCMV 感染の成立に必須なウイルス蛋白(E1,e1 遺伝子 M112-113 産物)が持続的に発現する.その発現は生後第 2 週頃でもっとも強く,その後漸減し生後 1 ヶ月までに消失する[20)].

MCMV-E1 蛋白の発現には e1 プロモーターの活性化が不可欠で[21)],生後第 2 週の神経細胞に特異的な e1 プロモーターの活性化には,プロモーター上流域に存在するエンハンサー配列が必須である[12)].非神経細胞ではこの配列がなくても e1 プロモーターは活性化する.胎仔脳から成獣脳への移行期である生後第 2 週の齧歯類大脳では,遺伝子

発現の大きな再編成が生じ[22]，大脳皮質神経細胞では急激な神経突起の伸長と旺盛なシナプス形成がみられる[23]．この時，神経細胞内で生じる劇的な遺伝子転写機構の変化が，神経細胞特異的なエンハンサーを介して e1 プロモーターを活性化し E1 蛋白の発現を誘導すると推測される．その一方で，MCMV の持続感染が神経細胞の正常な発達を妨げる．一例として MCMV が持続感染した海馬神経細胞においてシナプス可塑性や学習に必須な NMDA レセプターの発現が低下する[24]．さらに，感染神経細胞ではアポトーシスやネクローシスを抑制するウイルス蛋白が発現し細胞死が抑制される[25]．同時に感染神経細胞は NK 細胞やマクロファージによる基本免疫反応を回避して生存することが知られている[20]．したがって，一過性の持続感染で機能障害を生じた神経細胞がその後も生存し神経精神発達障害の重要な要因の 1 つとなる可能性が考えられる．しかし，前述のように HCMV による胎内感染症例でマウス感染モデルと類似した大脳神経細胞における持続感染を明らかにした報告は未だなく，今後の検証が期待される．

おわりに

先天性 CMV 感染症では，感染の時期や感染細胞ごとに異なる影響が複合的に作用して多様な脳発達障害を生じると推測される．マウス実験系は，複雑なヒト症例の病変形成や病態を理解するのに大きく貢献している．その結果，先天性 CMV 感染症では，組織破壊が主体で奇形として認識される古典的な病態に加え，破壊の痕跡がほとんどない機能障害の存在が明らかになってきた．これは，ヘルペスウイルス属である CMV が持つ特有の感染動態と関連すると考えられる．すなわち，感染した細胞系や状況に応じて細胞溶解性感染，持続感染，潜伏感染という異なった感染動態を呈する．特に，後二者が器質的病変を認めない（巨細胞封入体のない）機能障害と関連し，研究課題として重要である．この点において，マウ

ス大脳神経細胞における MCMV 持続感染の解明はヒト HCMV 感染症よりも先行した研究と言える．ヒトとマウスの相違点には十分な配慮が必要であるが，今後もヒト症例の理解にマウス実験系は役立つものと考える．

文 献

1) Cheeran MCJ, Lokensgard JR, Schleiss MR：Neuropathogenesis of congenital cytomegalovirus infection：Disease mechanisms and prospects for intervention. Clin Microbiol Rev, **22**：99-126, 2009.

2) Tsutsui Y：Effects of cytomegalovirus infection on embryogenesis and brain development. Congenit Anom(Kyoto), **49**：47-55, 2009.

3) 小杉伊三夫：3. サイトメガロウイルス(CMV). ウイルス, **60**：209-220, 2010.

4) Teissier N, Fallet-Bianco C, Delezoide A, et al：Cytomegalovirus-induced brain malformations in fetuses. J Neuropathol Exp Neurol, **73**：143-158, 2014.
　Summary ヒト先天性 HCMV 感染よる脳奇形の免疫組織化学的な解析ではもっとも詳細な論文．神経前駆細胞への感染が重視されている．

5) Odeberg J, Wolmer N, Falci S, et al：Human cytomegalovirus inhibits neuronal differentiation and induces apoptosis in human neural precursor cells. J Virol, **80**：8929-8939, 2006.
　Summary マウス実験系（文献 16）と同様にヒト神経前駆細胞が HCMV の標的細胞であることを初めて報告した論文．

6) Pass RF, Fowler KB, Boppana SB, et al：Congenital cytomegalovirus infection following first trimester maternal infection：symptoms at birth and outcome. J Clin Virol, **35**：216-220, 2006.

7) Perlman JM, Argyle C：Lethal cytomegalovirus infection in preterm infants：clinical, radiological, and neuropathological findings. Ann Neurol, **31**：64-68, 1992.

8) Gabrielli L, Bonasoni M, Lazzarotto T, et al：Histological findings in foetuses congenitally infected by cytomegalovirus. J Clin Virol, **46**：S16-21, 2009.

9) Hagberg H, Gressens P, Mallard C：Inflamma-

tion during fetal and neonatal life：Implications for neurologic and neuropsychiatric disease in children and adults. Ann Neurol, **71**：444-457, 2012.

Summary 胎生期・新生児期の未熟な脳に対する炎症性ストレスと神経精神疾患を発症するリスクに関する包括的な総説.

10) Al-Haddad BJS, Jacobsson B, Chabra S, et al：Long-term risk of neuropsychiatric disease after exposure to infection in utero. JAMA Psychiatry, **76**：594-602, 2019.

11) Brown AS, Derkits EJ：Prenatal infection and schizophrenia：a review of epidemiologic and translational studies. Am J Psychiatry, **167**：261-280, 2010.

12) Kosugi I, Arai Y, Baba S, et al：Prolonged activation of cytomegalovirus early gene *e1*-promoter exclusively in neurons during infection of the developing cerebrum. Acta Neuropathol Commun, **9**：39(1-21), 2021. doi：https://doi.org/10.1186/s40478-021-01139-0.

Summary 発育期マウス大脳神経細胞で特異的に活性化するエンハンサー配列が MCMV ゲノム内に存在することを初めて実証した論文.

13) Clancy B, Darlington RB, Finlay BL：Translating developmental time across mammalian species. Neuroscience, **105**：7-17, 2001.

14) Li RY, Tsutsui Y：Growth retardation and microcephaly induced in mice by placental infection with murine cytomegalovirus. Teratology, **62**：79-85, 2000.

15) Sakao-Suzuki M, Kawasaki Y, Akamatsu T, et al：Aberrant fetal macrophage/microglial reactions to cytomegalovirus infection. Ann Clin Transl Neurol, **1**：570-588, 2014.

Summary マウス胎盤内 MCMV 感染モデルによって，胎仔脳内における免疫応答と脳発達障害を初めて解析した論文.

16) Kosugi I, Shinmura Y, Kawasaki Y, et al：Cytomegalovirus infection of the central nervous system stem cells from mouse embryo：a model for developmental brain disorders induced by cytomegalovirus. Lab Investig, **80**：1373-1383, 2000.

Summary マウス胎仔大脳脳室壁から分離・培養した神経前駆細胞が CMV の標的細胞であることを初めて報告した論文.

17) Meuwissen MEC, Schot R, Buta S, et al：Human USP18 deficiency underlies type 1 interferonopathy leading to severe pseudo-TORCH syndrome. J Exp Med, **213**：1163-1174, 2016.

18) Rodero MP, Crow YJ：Type I interferon-mediated monogenic autoinflammation：the type I interferonopathies, a conceptual overview. J Exp Med, **213**：2527-2538, 2016.

19) Tsutsui Y, Kashiwai A, Kawamura N, et al：Susceptibility of brain cells to murine cytomegalovirus infection in the developing mouse brain. Acta Neuropathol, **79**：262-270, 1989.

Summary マウスの MCMV 胎内感染モデルにおいて，E1 蛋白が出生後の発育期大脳神経細胞に発現することを初めて報告した論文.

20) Kosugi I, Kawasaki H, Arai Y, et al：Innate immune responses to cytomegalovirus infection in the developing mouse brain and their evasion by virus-infected neurons. Am J Pathol, **161**：919-928, 2002.

21) Perez KJ, Martinez FP, Cosme-Cruz R, et al：A short cis-acting motif in the M112-113 promoter region is essential for IE3 to activate M112-113 gene expression and is important for murine cytomegalovirus replication. J Virol, **87**：2639-2647, 2013.

22) Stead JDH, Neal C, Meng F, et al：Transcriptional profiling of the developing rat brain reveals that the most dramatic regional differentiation in gene expression occurs postpartum. J Neurosci, **26**：345-353, 2006.

23) Kroon T, van Hugte E, van Linge L, et al：Early postnatal development of pyramidal neurons across layers of the mouse medial prefrontal cortex. Sci Rep, **9**：5037-5052, 2019.

24) Kosugi I, Kawasaki H, Tsuchida T, et al：Cytomegalovirus infection inhibits the expression of N-methyl-D-aspartate receptors in the developing mouse hippocampus and primary neuronal cultures. Acta Neuropathol, **109**：475-482, 2005.

25) Kosugi I, Shinmura Y, Li RY, et al：Murine cytomegalovirus induces apoptosis in non-infected cells of the developing mouse brain and blocks apoptosis in primary neuronal culture. Acta Neuropathol, **96**：239-247, 1998.

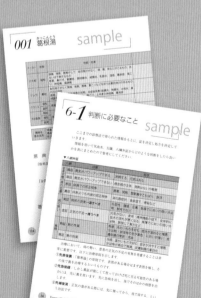

MB ENT, 261：19-26, 2021

◆特集・先天性サイトメガロウイルス感染症と難聴—診断・予防・治療—

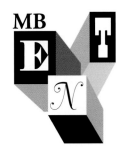

先天性サイトメガロウイルス感染による難聴発症メカニズム

生田和史*

Abstract 新生児の聴覚障害はもっとも多い先天性疾患の1つであり，そのうち約15%は先天性サイトメガロウイルス(CMV)感染に起因している．CMVが難聴の原因ウイルスであることは古くから知られていながらも，その機序は解明されておらず，内耳におけるウイルス感染部位もはっきりとはわかっていない．生後24時間以内のマウス脳室にCMVを接種し，最終的にその多くが難聴に至る動物モデルを作製した．ウイルス陽性細胞と浸潤マクロファージの出現はともに接種1週目に認められたが，2週目以降には消失した．難聴が進展する3週目以降において，外有毛細胞からミオシンVIタンパクの発現が消失した．ミオシンVIは有毛細胞の運動にかかわるモータータンパクであり，聴覚機能に必須である．ウイルス接種後1週間のみの限られたウイルス増殖と炎症反応が難聴にかかわっており，これらの抑制がウイルス性難聴の治療に結びつくと考えている．

Key words ウイルス性難聴(virus-induced hearing loss)，動物モデル(animal model)，ウイルス局在(viral localization)，有毛細胞(hair cells)，ミオシンVI発現(myosin VI expression)

はじめに

サイトメガロウイルス(cytomegalovirus；CMV)は多くの成人に不顕性感染している病原性の低いウイルスである．しかし，妊婦初感染では約40%に先天性感染を起こす病原体でもある．実際に全出産の約300例に1例程度で先天性CMV感染が認められている．感染児の5〜10%は顕性感染であり，そのうち22〜41%に難聴が認められる．感染児の90%以上は出生時に何らの異常も認められない不顕性感染であるが，そのうち6〜16%では成長に伴って難聴が認められている．米国における先天性難聴の15〜21%はCMVが原因である．本邦でも同様で，乾燥臍帯を用いた後方視的な疫学調査より，原因不明とされていた難聴の約15%は先天性CMV感染によることが明らかとなった．本邦での年間出生数を約80万人とすると，毎年約2,500例の先天性CMV感染が生じ，

そのうち数百例が難聴に至っていると推計される[1]．先天性CMV感染は多くの難聴例を生み出しているにもかかわらず，その発症メカニズムには未解明な部分が多い．本稿ではCMV感染による難聴マウスモデルから得られた我々の知見を中心に，CMV難聴に関与が疑われる遺伝子情報など，CMV感染に起因する難聴発症機序について考察する．

ウイルス感染症としての難聴

難聴の原因となるウイルスはCMV以外にも複数知られている．ムンプスウイルスは突発性難聴における5〜7%の原因であり[2]，後天性難聴の要因である．ムンプス難聴は血行性にウイルスが内耳感染することに起因する感音難聴と考えられている．モルモットを用いた動物実験では血管条とその周辺にウイルス粒子が多数観察される[3]．血行性に運ばれたウイルスが，血液の豊富な血管条

* Ikuta Kazufumi，〒983-8536 宮城県仙台市宮城野区福室1-15-1 東北医科薬科大学医学部微生物学教室，准教授

でウイルス増殖を起こしていると考えられる．第Ⅶおよび第Ⅷ脳神経障害が認められる Ramsay Hunt 症候群は，幼少期に感染した水痘帯状疱疹ウイルス（varicella-zoster virus；VZV）の再活性化による疾患であり，難聴を伴う．近傍の前庭神経節，三叉神経節，ラセン神経節などでは潜伏ウイルス感染が認められ，脳神経より先行的または同時的にウイルス再活性化が起こっている可能性もある[4]．再活性化により増殖したウイルスが神経を直接的に傷害していると考えられる．

VZV と同じヘルペスウイルス属である CMV も，潜伏感染や再活性化の特徴を持つ．しかし，再活性化時に Ramsay Hunt 症候群のような症状を起こすとはあまり考えられておらず，後天性難聴の主因とはみなされていない．検死体などでの検討により，ヒト内耳ではコルチ器，ライスネル膜，血管条に CMV の存在が確認されている[5)~9)]．しかし，これらは感染後に時間を経たものであり，胎内 CMV 感染による難聴の病理を反映しているかは疑わしい．CMV 感染による先天性難聴のメカニズムを検討するためには，動物実験による感染急性期の精査が必要である．

CMV 感染難聴モデル動物からの知見

1．ウイルス接種量の検討

CMV 感染による難聴マウスモデルの作製と解析を行った．感染による難聴進行を経時的に確認するとともに，急性期にウイルスが内耳のどこへ感染し，どのように難聴に至るのかを検討するためである．CMV には動物種特異性があり，種を越えた感染は起こらないため，マウスサイトメガロウイルス（murine cytomegalovirus；MCMV）を用いた．Balb/3T3 細胞株（マウス胎仔由来，線維芽細胞様）へ感染させ，ウイルスによる細胞変性効果が広範となった状態の培養上清をウイルス液として回収した．マウスではヒトと胎盤構造が異なるため，MCMV の経胎盤感染は起こらない．胎内感染の代替として，生後24時間以内のBalb/c マウスの側脳室へウイルス液（10倍段階希釈）を接種した．半数のマウスが3週以内に死に至るウイルス量（lethal dose 50；LD50）は，脳室内接種で 8.2×10^1 pfu/mouse（マウス1匹あたりウイルス82個），対照の腹腔内接種で 3.0×10^2 pfu/mouse（マウス1匹あたりウイルス300個）であり，脳室内ウイルス接種では少量のウイルスで致死となる．

2．聴力の評価

聴性脳幹反応（auditory brainstem response；ABR）による第Ⅰ～Ⅴ波の波形を確認することで，聴力の評価を行った．103 dB から 10 dB ずつ音圧を下げ，第Ⅴ波のピークが消失する音圧を検討した．ウイルス非接種の対照群（4匹，8耳）では 53 dB までの音圧で第Ⅰ～Ⅴ波のすべてのピークが確認できたため，その 10 dB 上（63 dB）の音圧で波形の認められないものを難聴とみなした．脳室内接種群（ウイルス量 2.1 LD50，1.7×10^2 pfu/mouse）では，3週目で24%のマウスが片側難聴，29%が両側難聴となった．聴覚障害は進行性であり，最終的に6週目では90%が難聴に至った．対照の腹腔内接種群では10倍のウイルス量（5.7 LD50，1.7×10^3 pfu/mouse）にもかかわらず，6週目においても95%以上が健聴であった（図1）．物理的に内耳に近い脳室へウイルス接種を行うことにより，腹腔内接種に比べて少量のウイルスで効率よく難聴マウスを作製することができた．臨床的には，ウイルスの脳室侵入により難聴に至りうると考えられる．

3．内耳におけるウイルス局在と感染経路

ウイルス接種マウスは脱血後にパラホルムアルデヒド液による還流固定に供した．頭部を回収し，脱灰により頭蓋と蝸牛の骨組織を十分に軟化後，薄切により内耳断面を得た．ウイルス抗原（免疫染色法）とウイルスDNA（in situ hybridization 法）の検出により，内耳におけるウイルス局在を調べた．

ヘルペスウイルスの遺伝子発現は前初期（Immediate Early；IE）→初期（Early；E）→後期（Late；L）と順序正しく進む（図2）．脳室内接種

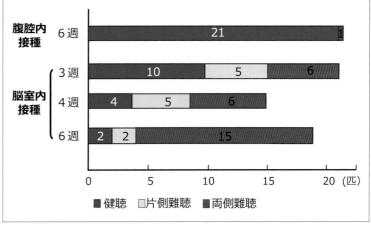

図 1.
MCMV 接種による難聴
脳室内ウイルス接種では 3 週目で約半数, 6 週目でほとんどが難聴となった. 腹腔内ウイルス接種では 6 週目でもほとんどが健聴のままであった
（文献 10 より改変）

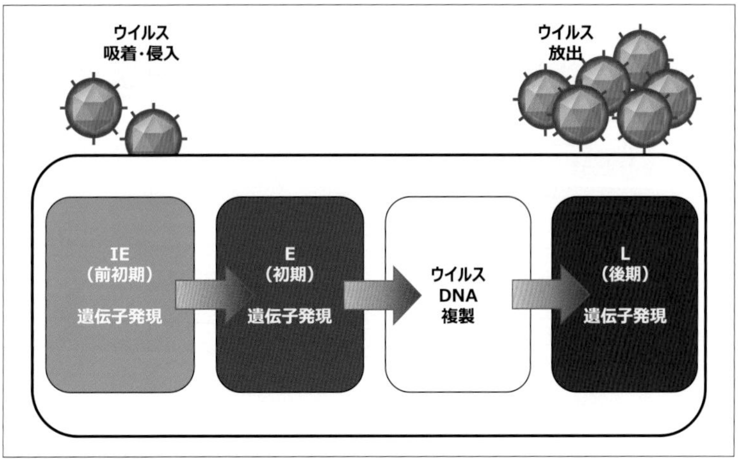

図 2.
CMV 感染におけるウイルス遺伝子発現
ウイルスが細胞に侵入後, IE→E→L の順にウイルス遺伝子発現が進む. IE と E の発現にはウイルス DNA の複製は不要である
（文献 11 より改変）

1 週目のマウスのみにおいて, ラセン神経節, 髄膜周辺, 鼓室階周辺でウイルス前初期タンパク（IE）と初期タンパク（E）の発現が認められた. ウイルス DNA の複製は感染性粒子の産生に近い後期に起こる. ウイルス DNA は接種後 1 週目のみに存在し, 局在は IE や E の発現細胞とほぼ一致し, その数も限られていた（図3）. 爆発的なウイルス増殖は認められなかった. ウイルス血症や感染拡大はなく, ウイルスによる大規模な細胞死が難聴を引き起こしているとは考えづらい.

ヘルペスウイルス属の特徴は潜伏感染を起こすことである. ウイルス遺伝子由来のタンパク産生が制限され, ごく少量のウイルス DNA が存在する状態である. EB ウイルスは宿主 DNA とは独立したプラスミド状で存在し, 潜伏感染時に発現するウイルスタンパクが細胞を不死化することで発がんに寄与していることがわかっている[12]. ヒトヘルペスウイルス 6 型は宿主 DNA へ組み込まれ

ることで安定的に維持される場合がある[13]. 我々の CMV 感染難聴マウスでは, 1 週目におけるウイルスのタンパク発現と DNA 局在はほぼ同じであった. 2 週目以降ではウイルス DNA が検出されておらず, 潜伏感染に至った可能性は極めて低いと考えられる.

ウイルス陽性細胞はラセン神経節, 髄膜周辺, 鼓室階周辺のみに限局して認められ, 前庭階, 中央階, 血管条, コルチ器, ライスネル膜には認められなかった. 脳室内に接種したウイルスが, 髄膜腔を経て内耳外リンパ領域の一部へ広がったものと考えられる. 一般的に内耳へのウイルス感染は, ① 経中耳, ② 経脳脊髄液, ③ 血行性, ④ 神経行性, ⑤ 神経節での再活性化, が考えられる[14]. 今回の CMV 難聴モデルは ② 経脳脊髄液感染に近いものであろう. 当然ながら, 他経路での感染についても十分に検討する必要はあるが, 妊娠モルモットを用いた垂直感染モデルにおいて

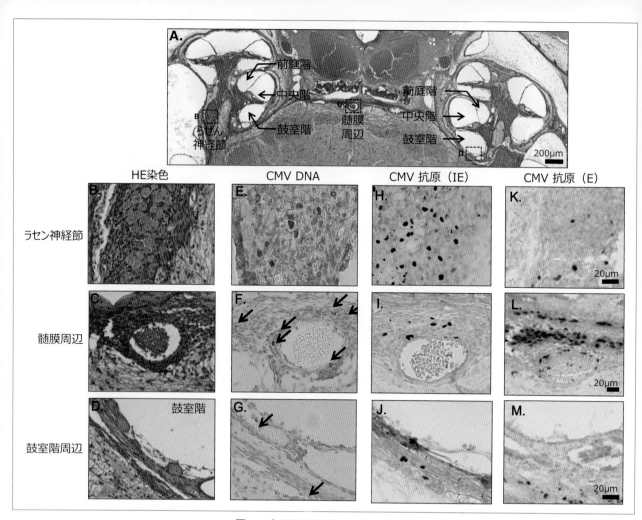

図 3．内耳における MCMV の局在
1 週目においてラセン神経節，髄膜周辺，鼓室階周辺にウイルス陽性細胞が認められた
（文献 10 より改変）

も，内耳における CMV 感染細胞は我々の結果と同様にラセン神経節や外リンパ領域である[15]．心臓へ直接 CMV を接種したモルモットでは血行性の内耳ウイルス感染が起こっていると考えられるが，それでもウイルスは蝸牛血管やラセン神経節に存在し，血管条などには認められていない[16]．我々の検討では，ウイルス陽性細胞は少数であり，内耳の聴覚器官に病理組織学的な損失は認められなかった．ただ一過性に「ウイルス陽性細胞が存在するのみ」である．ラセン神経節や外リンパ領域へのウイルス感染がどのように難聴を起こしているのであろうか？

4．ウイルス感染に伴う免疫反応

ウイルス感染に伴う炎症を想定して活性化マクロファージを検討したところ，ウイルス陽性細胞が認められた 1 週目において，コルチ器や髄膜周辺に集積が認められた（図 4）．ウイルスが消失する 2 週目以降では内耳のいずれの部位でもマクロファージ集積は認められなかった．ウイルス感染に伴って活性化マクロファージが一過性に集積することが明らかとなった．脳内で活性化したマクロファージは，神経発達障害に関与している可能性も報告されている[17]．

5．有毛細胞への影響

先天性 CMV 感染児における感音難聴では人工内耳が有効である例が多く，聴神経に大きな異常はきたしていないと考えられる．我々の CMV 感染難聴マウスでは，第 I 〜 V 波におけるすべての

コルチ器周辺　　　　　　　　　髄膜周辺

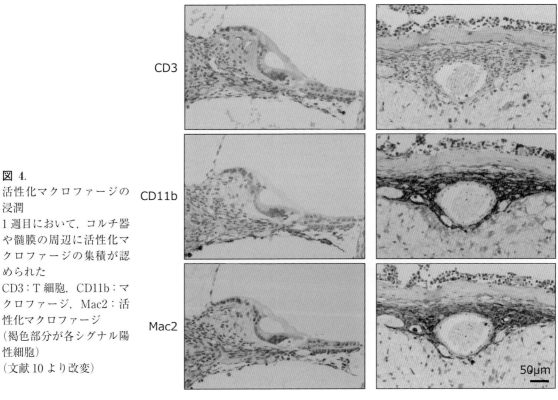

図 4.
活性化マクロファージの浸潤
1週目において，コルチ器や髄膜の周辺に活性化マクロファージの集積が認められた
CD3：T細胞，CD11b：マクロファージ，Mac2：活性化マクロファージ
（褐色部分が各シグナル陽性細胞）
（文献10より改変）

CD3

CD11b

Mac2

50μm

ピークが消失した．第Ⅰ波のピークに相当する蝸牛神経からのシグナルが消失していることから，脳幹部などに病因のある中枢性の難聴ではなく，末梢に病因があると考えた．内耳有毛細胞の振動が正しく起こっていない可能性を考え，運動に必要なモータータンパクであるミオシンⅥ発現を検討した．ミオシンⅥは聴覚機能に必須である．3週目以降，つまり感音難聴の進展時期と一致して，外有毛細胞におけるミオシンⅥの消失を確認した（図5）．CMV感染による難聴は外有毛細胞におけるミオシンⅥの消失によると考えられる．抗菌薬による難聴でも，基底回転の外有毛細胞は内有毛細胞よりも易受傷性である[18]．外有毛細胞自身にウイルス感染は認められず，ミオシンⅥ消失はウイルス増殖に伴った細胞変性効果によるものではない．ウイルス感染に伴って産生された活性酸素[19]やIL-1βなどの炎症性サイトカイン[20]による傷害との説もある．ミオシンⅥ発現消失ののち，最終的に外有毛細胞は脱落すると考えられる．

6．治療の可能性

すでにウイルスが内耳に感染した児に対し，ウ

イルス学的な側面からの治療は可能であろうか？抗ウイルス薬ガンシクロビル投与による聴力改善の臨床例は複数報告されており，聴力改善と尿中ウイルス量の減少は相関している[21]．ウイルス増殖抑制が難聴改善に寄与しているのだろう．我々や他グループのCMV感染難聴モデルから考えれば，ウイルスは接種後2週目以降で消失しており[10)19)]，その時点で抗ウイルス薬を投与しても聴力が改善するとは考えづらい．ヒトではマウスよりも内耳にウイルスが長く存在するのであれば，その抑制による効果かもしれない．MCMV脳内接種と同時にガンシクロビルを腹腔内投与すると，1週目における側頭骨（内耳を含む）内ウイルス量は大きく抑えられ，外有毛細胞も消失せず，聴力は保たれる[22]．ウイルス感染と同時に抗ウイルス薬を投与することはやや現実性に乏しいが，早期の抗ウイルス薬投与には効果が望める可能性がある．

ウイルス感染を契機とした炎症反応が難聴を惹起しているのであれば，炎症抑制により難聴を治療できる可能性がある．実際，突発性難聴などの

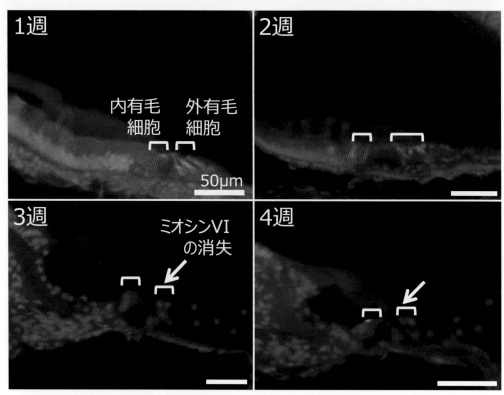

図 5. 外有毛細胞におけるミオシンVI発現の消失
難聴の進む 3・4 週目において，外有毛細胞におけるミオシンVI発現の消失が認められた
赤：ミオシンVI，青：DAPI（核）
（文献 10 より改変）

治療にはステロイドが効果的な場合がある．脳内ウイルス接種 3 週目で難聴を生じているマウスに対して鼓室内ステロイド注入を行ったところ，一部のマウスに聴力改善が認められた（Sakata *et. al.*, in submission）．活性化マクロファージ集積などの激しい免疫反応は 1 週目であり，マウス 3 週目は外有毛細胞に影響が出始めるタイミングである．先天性 CMV 感染児の症状が難聴のみの場合，ステロイド鼓室内注入は，抗ウイルス薬以外の治療法として候補になりうると考えられる．

CMV 感染による宿主遺伝子発現の変化と難聴

ここでは少し視点を変え，CMV 感染により影響を受ける可能性がある聴覚関連遺伝子について考えてみたい．

実に様々なウイルス（ムンプスウイルス，ポリオウイルス，風疹ウイルス，麻疹ウイルス，アデノウイルス，単純ヘルペスウイルス，VZV，CMV，EB ウイルス，パピローマウイルス，B 型肝炎ウイルス）において，感染により宿主細胞の染色体が切断されることが知られている．実験室で培養した線維芽細胞株へ CMV を感染させると，第 1 番染色体の切断が認められる．この切断はランダムではなく，特定の 2 箇所（1q21 と 1q42）で起こるものである[23]．1q21 の切断部位付近に存在する遺伝子は *DFNA7*，*DFNA 49*，*MPZ*，*USH2A* である．*DFNA* は優性遺伝形式をとる非症候群性難聴の遺伝子である．*MPZ* は筋萎縮を生じる家族性進行性神経変性疾患である Charcot-Marie-Tooth（CMT）病の原因遺伝子の 1 つであり，*MPZ* に変異のみられる CMT 病 1B 型では auditory neuropathy を伴うことがある[24]．*USH2A* は感音難聴と網膜色素変性症を合併する劣性遺伝性疾患である Usher 症候群の原因遺伝子の 1 つである．CMV 感染によるこれら遺伝子の発現変動については未解明であるが，CMV で切断される領域のすぐ近くに聴覚関連遺伝子が複数存在していることは非常に興味深い．1q42 の切断

部位付近には，基底膜の構成タンパクである*Nidogen-1*（*NID1*）が存在する．CMV を感染させた細胞株では *NID1* 発現が低下しており，CMV 陽性の臨床検体でも，ラセン神経節などで *NID1* 発現が消失している[25]．ラセン神経節はまさに我々の CMV 感染難聴マウスでウイルスの存在が証明された部位である．染色体切断に新たなウイルス産生は必要なく[23]，細胞へのウイルス吸着を契機とした活性酸素産生に起因すると考えられている[26][27]．ウイルス増殖による細胞破壊とは異なる現象である．我々の難聴マウスモデルでも爆発的なウイルス増殖や細胞破壊は認められていない．染色体切断によるタンパク発現調節という考え方は一般的ではなくやや奇異に感じられるが，CMV 感染がこれら既知の聴覚関連遺伝子に関与することで，難聴に至っている可能性もある．やや挑戦的な仮説としては，ラセン神経節の細胞に CMV が吸着・侵入したことで染色体切断が起こり，*MPZ* や *NID1* などの発現が低下し，neuropathy が起こる可能性がある．

最後に，今後 CMV 難聴との関与が新たに解明されそうな遺伝子候補を挙げたい．先天性 CMV 感染児で新生児聴覚スクリーニングを pass した児を約 3 年追跡し，難聴発症の有無で 2 群に分けて比較検討がなされた．血液中の遺伝子発現を網羅的に解析した結果，16 遺伝子に違いが認められた．先天性 CMV 感染に伴う遅発性感音難聴にかかわる可能性のある候補遺伝子群と考えられる[28]．自然免疫に関与するもの（*CD40*, *RAB9B*, *MATR3*），DNA の折りたたみに必要なヒストンタンパクの修飾酵素（*MYST2*），血圧制御や酸化ストレス抑制にかかわる酵素（*RNLS*）などの既知遺伝子のほか，機能不明なものもある．これらが late-onset の難聴にどのようにかかわっているのか，今後の研究が期待される．

おわりに

胎内 CMV 感染の結果として古くから難聴が認められているにもかかわらず，その機序には未解明な部分も多い．近年飛躍的に技術革新が進んだ網羅的なバイオインフォマティクスによる成果を利用しながら，動物モデルや細胞株を用いたウイルス学的なアプローチにより，CMV 難聴の全容解明に努めたい．

文　献

1）生田和史，錫谷達夫：先天性サイトメガロウイルス感染と聴覚障害．福島医学雑誌，**67**：7-15，2017．

2）Fukuda S, Chida E, Kuroda T, et al：An anti-mumps IgM antibody level in the serum of idiopathic sudden sensorineural hearing loss. Auris Nasus Larynx, **28** Suppl：S3-S5, 2001.

3）田中克彦，福田　諭：突発性難聴とウイルス感染．Otol Jpn, **4**：130-136, 1994.

4）Furuta Y, Takasu T, Fukuda S, et al：Detection of varicella-zoster virus DNA in human geniculate ganglia by polymerase chain reaction. J Infect Dis, **166**：1157-1159, 1992.

5）Myers EN, Stool S：Cytomegalic inclusion disease of the inner ear. Laryngoscope, **78**：1904-1915, 1968.

6）Davis GL, Hawrisiak MM：Experimental cytomegalovirus infection and the developing mouse inner ear, in vivo and in vitro studies. Lab Invest, **37**：20-29, 1977.

7）Davis GL：In vitro models of viral-induced congenital deafness. Am J Otol, **3**：156-160, 1981.

8）Stagno S, Reynolds DW, Amos CS, et al：Auditory and visual defects resulting from symptomatic and subclinical congenital cytomegaloviral and toxoplasma infections. Pediatrics, **59**：669-678, 1977.

9）Teissier N, Delezoide AL, Mas AE, et al：Inner ear lesions in congenital cytomegalovirus infection of human fetuses. Acta Neuropathol, **122**：763-774, 2011.

10）Ikuta K, Ogawa H, Hashimoto H, et al：Restricted infection of murine cytomegalovirus（MCMV）in neonatal mice with MCMV-induced sensorineural hearing loss. J Clin Virol, **69**：138-145, 2015.

Summary　MCMV 接種による難聴モデル作製とウイルス局在の検討を行った．ウイルスは感

染 1 週後のみに限局された部位で検出された.

11）Mercorelli B, Luganini A, Palu G, et al：Drug Repurposing Campaigns for Human Cytomegalovirus Identify a Natural Compound Targeting the Immediate-Early 2(IE2) Protein. A Comment on"The Natural Flavonoid Compound Deguelin Inhibits HCMV Lytic Replication within Fibroblasts". Viruses, **11**： 117, 2019.

12）岩切　大, Mrinal S, 高田　賢：ウイルスと発癌　EB ウイルスによる発癌機構. ウイルス, **56**：201-208, 2006.

13）Arbuckle JH, Medveczky MM, Luka J, et al：The latent human herpesvirus-6A genome specifically integrates in telomeres of human chromosomes in vivo and in vitro. Proc Natl Acad Sci U S A, **107**：5563-5568, 2010.

14）小川　洋：先天性サイトメガロウイルス感染と聴力障害. 日耳鼻会報, **116**：140-146, 2013.

15）Katano H, Sato Y, Tsutsui Y, et al：Pathogenesis of cytomegalovirus-associated labyrinthitis in a guinea pig model. Microbes Infect, **9**：183-191, 2007.

16）Fukuda S, Keithley EM, Harris JP：Experimental cytomegalovirus infection, viremic spread to the inner ear. Am J Otolaryngol, **9**：135-141, 1988.

17）Sakao-Suzuki M, Kawasaki H, Akamatsu T, et al： Aberrant fetal macrophage/microglial reactions to cytomegalovirus infection. Ann Clin Transl Neurol, **1**：570-588, 2014.

18）田渕経司：薬剤性難聴の最近の動向. 日耳鼻会報, **123**：520-521, 2020.

19）Schachtele SJ, Mutnal MB, Schleiss MR, et al：Cytomegalovirus-induced sensorineural hearing loss with persistent cochlear inflammation in neonatal mice. J Neurovirol, **17**：201-211, 2011.

20）Shi X, Dong Y, Li Y, et al：Inflammasome activation in mouse inner ear in response to MCMV induced hearing loss. J Otol, **10**：143-149, 2015.

21）Imamura T, Suzutani T, Ogawa H, et al：Oral valganciclovir treatment for congenital cytomegalovirus infection. Pediatr Int, **53**：249-252, 2011.
Summary 先天性 CMV 感染児へのガンシクロビル投与により, 尿中ウイルス量の減少に伴って難聴改善が認められた症例報告である.

22）Haller TJ, Price MS, Lindsay SR, et al：Effects of ganciclovir treatment in a murine model of cytomegalovirus-induced hearing loss. Laryngoscope, **130**：1064-1069, 2020.

23）Fortunato EA, Dell'Aquila ML, Spector DH：Specific chromosome 1 breaks induced by human cytomegalovirus. Proc Natl Acad Sci U S A, **97**：853-858, 2000.
Summary CMV 感染による染色体切断は第 1 番染色体のみで起こり, その部位は 2 ヶ所に限定されることが見出された.

24）Starr A, Picton TW, Sininger Y, et al：Auditory neuropathy. Brain, **119**(Pt 3)：741-753, 1996.

25）Kuan MI, Jaeger HK, Balemba OB, et al： Human Cytomegalovirus Interactions with the Basement Membrane Protein Nidogen 1. J Virol, **95**：e01506-20, 2021.

26）Shibutani T, Johnson TM, Yu ZX, et al：Pertussis toxin-sensitive G proteins as mediators of the signal transduction pathways activated by cytomegalovirus infection of smooth muscle cells. J Clin Invest, **100**：2054-2061, 1997.

27）Speir E, Yu ZX, Ferrans VJ, et al：Aspirin attenuates cytomegalovirus infectivity and gene expression mediated by cyclooxygenase-2 in coronary artery smooth muscle cells. Circ Res, **83**：210-216, 1998.

28）Ouellette CP, Sanchez PJ, Xu Z, et al：Blood genome expression profiles in infants with congenital cytomegalovirus infection. Nat Commun, **11**：3548, 2020.

MB ENT, 261：27-30, 2021

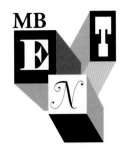

◆特集・先天性サイトメガロウイルス感染症と難聴—診断・予防・治療—

先天性サイトメガロウイルス感染症の胎児診断

金子政時*

Abstract 先天性サイトメガロウイルス感染症は，乳幼児の脳障害の原因として重要である．特に，最近では遅発性難聴の原因としても重要視されている．しかしながら，妊婦抗体スクリーニングは，胎内治療法や治療対象となる症例を同定するための方法が確立されていないなどの理由から世界的に推奨されていない．そのために，妊婦の非特異的な感染徴候や胎児超音波検査の非特異的な所見を認めることを契機に精査が開始される．精査の流れは，妊婦の抗体検査を行い，CMV IgM 陽性かつ低い IgG avidity を示せば胎内感染のハイリスクである初感染が疑われ，確定診断が行われる．確定診断は，妊婦の同意が得られれば羊水を採取して polymerase chain reaction(PCR) 検査が施行される．妊娠中に確定診断を行わなかった場合には，新生児尿を用いて PCR 検査を行う．現在，胎内感染のハイリスク児に対しては，生後 3 週間以内の新生児尿を用いた CMV 核酸検査(確定診断を目的とした定性試験)が保険適用で可能である．

Key words 先天性サイトメガロウイルス感染症(congenital cytomegalovirus infection)，妊婦抗体スクリーニング(maternal serum screening)，抗原血症(antigenemia)，核酸増幅法(polymerase chain reaction)，細胞性免疫(cell-mediated immunity)

先天性サイトメガロウイルス感染症の診断に至る 3 つのプロセス

先天性サイトメガロウイルス感染症の胎児・新生児を診断するために，そのハイリスクとなる妊婦および新生児を抽出する必要がある．その方法には以下の 3 つのプロセスがある．

1．妊婦抗体スクリーニング(図 1)

妊娠初期に全妊婦に対して CMV 抗体スクリーニングを行う．これにより初感染を疑う CMV IgM 抗体陽性妊婦をハイリスク妊婦として抽出する．しかしながら，IgM 抗体陽性を示す妊婦の約 20％のみが初感染であるため，IgM 抗体価のみで妊婦の初感染を診断することは困難である．そこで，後述する IgG avidity の測定を行い初感染か否かを判定することになる．妊娠 12〜16 週以前に CMV IgM 陽性と低〜中等度の CMV IgG avid-

ity が確認できれば，ここ最近(4 ヶ月以内)の母体初感染を疑う指標となる[1]．

ここで問題となるのが，妊婦抗体スクリーニングは，胎内感染児に対する胎内治療法や治療対象となる症例を同定する方法が確立されていないなどの理由から世界的に推奨されていないことである[1]．日本においても同様で，ルーチンの妊婦抗体スクリーニングは推奨されていない[2]．また，潜伏感染の再活性化や CMV の他の株への再感染による抗体保有妊婦からの胎内 CMV 感染児の出生数は以前報告されていたよりも多く，神経学的予後も悪いとの報告が出されている．この観点からも，初感染妊婦を同定する妊婦抗体スクリーニングの意義が少ないという意見もある．

2．母体・胎児の非特異的な臨床所見を捉えた診断契機

20〜50％の妊婦は感染しても無症候性であり，

---

* Kaneko Masatoki，〒889-1692 宮崎県宮崎市清武町木原 5200 宮崎大学大学院看護学研究科，研究科長

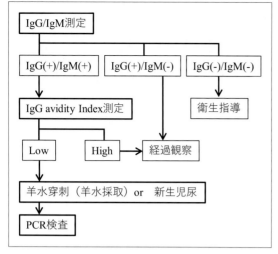

図 1. 胎内感染診断のためのアルゴリズム
臨床的には胎児超音波などで胎内感染が疑われた
場合に施行されている

症状があったとしても発熱，倦怠感，頭痛などの
臨床症状は非特異的である．このことから臨床症
状だけでは母体感染を診断することはできない
が[1]，妊婦抗体検査（CMV IgG，IgM，IgG avid-
ity）を行う契機になり得る．また，CMV 胎内感染
を疑う胎児超音波所見（胎児発育不全，肝脾腫，小
頭症，脳室拡大，腹水など）も非特異的な所見では
あるが，胎内感染の確定診断に向けての検査を開
始する契機になり得る[3]．

3．新生児スクリーニング

出生時に無症候性感染と診断されても，そのう
ちの約10％の児は，遅発性の聴覚障害を起こす[1]．
先天性 CMV 感染の診断が遅れると，聴覚障害に
対する介入の遅れに繋がる．さらに，介入の遅れ
は，認知機能障害や知的な発達の障害に繋がる．
したがって，新生児スクリーニングを行い生後早
期に先天性 CMV 感染を診断することは，聴覚訓
練や人工内耳などの早期の介入によって聴覚障害

による認知機能障害や知的な発達の障害を防ぐた
めには重要となる．現在，日本においては，全新
生児を対象とした新生児スクリーニングではなく
て，先天感染のリスクを持つ児に限定してスク
リーニングが施行されている．先天性 CMV 感染
のリスク因子を表1に示す．これらのリスク因子
を持つ児に対して，生後3週間以内の新生児尿を
用いた CMV 核酸検査（確定診断を目的とした定
性試験）が保険適用（保険点数 850 点）で可能であ
る．

血清学的検査

1．CMV IgG 抗体検査

CMV IgG 抗体の陽転化を確認できれば母体初
感染の診断に繋がる．しかし，臨床的には CMV
IgG 抗体測定歴がある場合や血清の貯蔵がある場
合に限り確認が可能であるため CMV IgG 抗体の
陽転化を確認できる機会は極めて稀である．

2．CMV IgM 抗体検査

妊婦の CMV IgM 抗体が陽性を示すのは初感染
時に限られるわけではない．CMV IgM 抗体は，
感染後6～9ヶ月間陽性を示すことがある．また，
非特異的交差反応（単純ヘルペスウイルス，帯状
疱疹ヘルペス，EB ウイルス感染による）もしくは
リウマチ因子や他の自己免疫性疾患による干渉の
結果，偽陽性を示すこともある[4]．

3．CMV IgG avidity

IgG 抗体と抗原との結合力を表す．感染後の時
間経過とともに IgG avidity は上昇する．IgG
avidity が低値を示した場合には2～4ヶ月以内の
感染が疑われる．本検査は，CMV IgM 陽性の妊

表 1. 先天性サイトメガロウイルス感染症を疑う所見

新生児：小頭症，水頭症，脳室拡大，脳室周囲石灰化，大脳皮質形成不全，肝脾腫，肝機能障害，黄疸，出血斑，ブルーベリーマフィン斑，聴力障害（聴性脳幹反応異常），網膜脈絡膜炎，SGA　など
妊婦：妊娠中の感染徴候（発熱やリンパ節腫脹）　血中 CMV IgM 陽性や妊娠中の CMV IgG の陽転化
胎児期の異常所見：胎児発育不全　胎児超音波検査での異常所見（脳室拡大，脳内石灰化，小頭症脳室周囲嚢胞，腹水，肝脾腫，腸管高輝度　など）

表 2. 高 IgG avidity を予測するための数理モデル

数理モデル：スコア＝2.989＋（−0.513×CMV IgM titer）＋0.625×（[0 or 1]*）
*；1 for the presence of pregnant women with one parity
　　0 for the absence of pregnant women with one parity

Probability＝1/(1＋exp [−1×スコア]).
この Probability が＞0.5 を示すならば妊婦は高 IgG avidity を持つと判断する.

婦において初感染を区別するうえで有用であるが，日本において保険収載されておらず，標準化もされていない.

　検査法の原理を以下に説明する. 抗原と抗体の結合には，共有結合，イオン結合，水素結合，ファンデル・ワールス結合などの様々な化学結合力が働いている. 抗原と抗体の結合に，弱い蛋白変性剤を作用させると，抗原抗体結合間に働いている水素結合を切ることができる. ELISA において抗原と抗体の反応後に蛋白変性剤を含む液で洗浄すると，水素結合が働かなくなり，抗原との結合が弱かった抗体は抗原から解離してしまう. すなわち，蛋白変性剤を含む溶液で洗浄した後も残っている抗体は抗原との結合力が強い抗体とみなすことができる. 実際には，蛋白変性剤を含む液で洗浄した後に測定した吸光度を，蛋白変性剤を含まない液で洗浄した後に測定した吸光度で除した値を avidity index として示している. この検査の限界について以下のようなことが報告されている[4]. ① 現在，世界中で利用可能な測定キット間で基準値に大きなバラツキがあること（標準化されていない），② 検査を施行した時期（妊娠週数）が，陰性的中率に影響を与える可能性があること，③ 低 IgG avidity が長期間（＞18 週）持続する症例が存在することが報告されている. このうち，② の点に関して，我々は妊娠 14 週以前の IgG avidity 検査が胎内感染を診断するうえで有用であること報告している[5]. また，我々は，妊婦のメンタルヘルスを考慮し，CMV IgM と妊娠回数から IgG avidity が高値であるか低値であるかを推測するモデル式を開発した[6]（表 2）. これにより CMV IgM 値の判明と同時に，妊婦が高い IgG avidity を持つか否かを説明することが可能となった.

確定診断

1．CMV の分離同定法

　検体中に感染性 CMV 粒子が存在していなければならない. CMV は不活化しやすいので，検体採取後は 4℃にて搬送し，遅くとも 2 日以内に接種する必要がある. 検体を−20℃で凍結することは禁忌である.

1）ウイルス分離

　羊水あるいは新生児尿を検体としてヒト線維芽細胞，ミンク肺上皮細胞，MRC-5 線維芽細胞，R-mix 細胞に接種して HCMV に特徴的な細胞変性（cytopathic effect；CPE）を確認する. しかしながら，CPE が確認されるまでに数週間を要する場合があり，さらに検出感度も低いために，早期診断には有効ではない.

2）ウイルス迅速同定（shell vial 法）

　羊水，新生児尿，血液などの検体を，スライドグラス上のヒト線維芽細胞に接種した後に，HCMV 抗原に対するモノクローナル抗体を用いて HCMV 感染細胞を同定する. 結果が得られるまでに 1〜2 日を要する. 検体接種後に遠心処理することでウイルスを細胞に吸着させ，感染のフォーカスを増加させることにより，CMV 抗原の検出感度を高めることができる.

2．CMV 感染症の迅速診断法

1）抗原血症（antigenemia 法）

　テグメントタンパク pp65 に対するモノクローナル抗体を用いて，ペルオキシダーゼ法により末梢血中の HCMV 抗原陽性細胞（多形核白血球）を検出する方法である. HRP-C7 法や C10/11 法が用いられている. 3〜4 時間で結果が判明し，白血球 5 万個あたりの抗原陽性細胞数をカウントすることで定量的に表現可能である. 後天性の CMV 感染症では，発症の予知，治療の開始・中止の指

標として有用であるとされているが，先天性CMV感染症においては，症候性感染症であっても検出されないことが多い．検査の限界は，検体採取から検査開始までに6時間以上経過すると感度が低下することや多形核白血球が少ないと検査が困難となることが挙げられる[4]．

2）核酸増幅法（polymerase chain reaction：PCR法）

羊水，新生児尿などの検体からHCMV DNAを検出する方法である．定量可能なreal-time PCR法は，高い感度，特異性に加えて迅速性もある．さらに，PCR法は，検体の輸送法や保存法に影響を受けにくい利点がある．一方で，カットオフ値のコピー数において標準化が求められている[4]．

胎児診断においては羊水が検体として用いられるが，羊水が採取された妊娠週数によって検査感度が異なるため，羊水の採取は妊娠21〜22週に施行することが望ましいとされている[4]．

3．胎内感染のマーカーとしての母体細胞性免疫

血清学的および免疫学的な検討の結果，CMV胎内感染は，母体の細胞性免疫の亢進と液性免疫の遅延状態において発生するとの報告がある[7]．細胞性免疫の亢進状態を調べる方法として，interferon gamma（IFN-γ）release assayがある．後天性感染においては，enzyme-linked immunosorbent spot（ELISPOT）とQuantiFERON（QFT）の2種類の検査法が，細胞性免疫の状態を知るために用いられている．胎内感染においては，ELISPOTのほうがQuantiFERONよりも胎内感染を引き起こした母体とそうでない母体とを区別するのに有用であることが報告されている[4][8]．

参考文献

1) Rawlinson WD, Boppana SB, Fowler KB, et al：Congenital cytomegalovirus infection in pregnancy and the neonate：consensus recommendations for prevention, diagnosis, and therapy. Lancet Infect Dis, **17**：e177-e188, 2017.

2) 日本産科婦人科学会，日本産婦人科医会（編・監）：産婦人科診療ガイドライン―産科編2020. 日本産科婦人科学会, 2020.

3) Kaneko M, Sameshima H, Ikenoue T, et al：A two-step strategy for detecting intrauterine cytomegalovirus infection with clinical manifestations in the mother, fetus, and newborn. Jpn J Infect Dis, **59**：363-366, 2006.

4) Saldan A, Forner G, Mengoli C, et al：Testing for cytomegalovirus in pregnancy. J Clin Microbiol, **55**(3)：693-702, 2017.
   Summary　母体および胎内サイトメガロウイルス感染症の診断における最近の知見を紹介した総説論文である．

5) Kaneko M, Ohhashi M, Minematus T, et al：Maternal immunoglobulin G avidity as a diagnostic tool to identify pregnant women at risk of congenital cytomegalovirus infection. J Infect Chemother, **23**：173-176, 2017.

6) Kaneko M, Ohhashi M, Fujii Y, et al：A multiple regression for predicting a high cytomegalovirus immunoglobulin G avidity level in pregnant women with IgM positivity. Int J Infect Dis, **100**：1-6, 2020.〔Epub ahead of print〕
   Summary　妊娠14週以前のCMV IgM陽性妊婦のIgG avidityの程度を予測するためにIgMと妊娠回数を用いた数理モデル式が紹介されている．

7) Abate D, Cesaro S, Cofano S, et al：Diagnostic utility of human cytomegalovirus-specific T cell response monitoring in predicting viremia in pediatric allogenic stem cell transplant patients. Transplantation, **93**：536-542, 2012.

8) Forner G, Saldan A, Mengoli C, et al：Cytomegalovirus enzyme-linked immunosorbent spot assay but not CMV quantiFERON assay is a novel biomarker to determine risk of congenital CMV infection in pregnant women. J Clin Microbiol, **54**(8)：2149-2154, 2016.
   Summary　ELISPOTアッセイによるCMVに特異的な細胞性免疫の反応の測定は，胎内感染の診断に役に立つ可能性があることが紹介されている．

MB ENT, 261：31-36, 2021

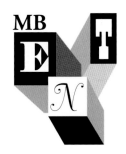

◆特集・先天性サイトメガロウイルス感染症と難聴─診断・予防・治療─

先天性サイトメガロウイルス感染の出生後診断

小川　洋*

Abstract　先天性サイトメガロウイルス感染(congenital cytomegalovirus infection；CCMVI)の出生後診断には生後 2~3 週までの血液，唾液，尿などの検体が必要である．3 週間を超えてしまうと先天感染なのか産道感染や母乳による感染などの後天感染なのか診断ができなくなってしまう．無症候性 CCMVI の頻度が高いにもかかわらず，聴覚障害などの神経症状が明らかとなった場合すでに 3 週間を経過してしまっていることが多いため，CCMVI の関与を確定することができなかった．新生児マススクリーニングで使用されたガスリー試験紙や保存されている乾燥臍帯に対して PCR 法を用いることで CMV-DNA を検出し，CCMVI を証明することが可能となった．この方法で後方視的に聴覚障害児における CCMVI の関与を検討できるようになった．生後 3 週間までの尿を用いて CCMVI の診断を行う方法が 2018 年に保健収載され，大手検査センターで受注できるようになり CCMVI の診断が容易となった．

Key words　PCR，新生児マススクリーニング(neonatal mass screening)，新生児尿(neonatal urine)，ガスリー試験紙(Guthrie card)，保存臍帯(dry umbilical cord)

先天性 CMV 感染症の診断

　CCMVI に伴う聴力障害は，先天性聴覚障害の原因の中でも頻度が高い[1]ものであるにもかかわらず，CCMVI に伴う聴覚障害に関しての研究が進展しにくかった理由の 1 つに CCMVI の診断に関する問題が挙げられる．CCMVI の診断の標準的な方法は，'生後 2 週間以内にウイルスを尿または血液から分離すること'であり，この時期を過ぎてしまうと，胎内感染であったのか，出生後の感染であったのか判別することは不可能であった[2]．この限定された期間内に CCMVI を疑って検査を行わない限り先天性の感染なのか，後天性の感染なのか判断できなかった．一方で，CCMVI は頻度が高いにもかかわらず，出生時にまったく症状を呈さない無症候感染児が多く存在し，その中で遅発性に聴力障害をきたしたり，発達障害を

きたしたりする感染児の存在が知られていた．生後 3 週間を過ぎてから聴覚障害が疑われた場合，生後 2 週間以内の尿，血液などの検体がなければ CCMVI の関与を証明できなかったわけである．2000 年頃から PCR 法を応用することで，新生児マススクリーニングに用いられるガスリー試験紙に付着した血液[3]や，出産の記念に各家庭で保存している臍帯から CMV-DNA を検出する方法[4]で後方視的に先天感染を証明することが可能になった(図 1~3)．我々は，保存臍帯を用いた CMV-DNA 検査を聴覚障害患児に行ったところ CMV-DNA 陽性患児が *GJB2* 変異に次いで高い頻度を示し，福島県における聴覚障害児における先天性 CMV の関与について明らかにすることができた[5]．CCMVI に伴う聴覚障害は遅発性，進行性のものがあり，早期の介入により聴覚障害の進

---

*　Ogawa Hiroshi，〒 969-3492　福島県会津若松市河東町谷沢字前田 21-2　福島県立医科大学会津医療センター耳鼻咽喉科学講座，教授

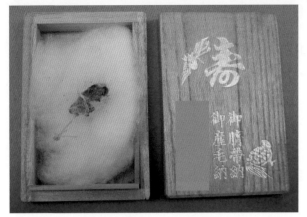

図 1. 保存されている臍帯
この臍帯は産科医院から桐の箱に入れて両親に贈られ
たものである

outer primers
5'-TCTAAACAGAATCAGCAACATCTC-3'
5'-CCTTGCGTGTCGTCGTATTCTA-3'

inner primers
5'-CAAGAACTCTACCTCATGGG-3'
5'-ATGATGAGGCTCTGGCCTAC-3'

図 2. 福島県立医科大学微生物教室で施行された
PCR のプライマー

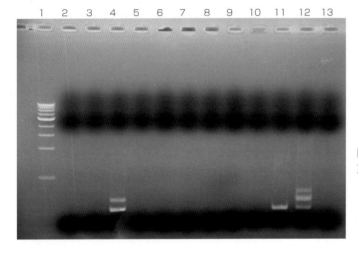

図 3.
PCR の結果
レーン1：分子量マーカー，レーン12：陽性
コントロール，レーン13：陰性コントロー
ル，レーン4とレーン11で陽性所見を認める

行を阻止できる可能性があり，無症候性の CCMVI 患児に対する早期発見，早期介入の目的で新生児 CMV スクリーニングの研究が進められてきた[6]．新生児 CMV スクリーニングには血液，唾液，尿を用いる方法があるが，DNA 量が多いこと，非侵襲的に検体が採取できること，検体採取が容易であること，唾液の場合は産道分泌液中，あるいは母乳中の CMV の混入の恐れがあることから本邦において新生児 CMV スクリーニングには新生児尿を検体として用いる方法がとられていた[7)8)]．この研究成果により，新生児尿を用いた CCMVI 診断キットが開発され，2018 年に保険収載された．

本稿では CMV 感染診断法に関して新生児 CMV スクリーニングに関する話題を含め解説を行う．

CMV 感染診断方法

1．抗体検査

CMV に限らず，ウイルス感染における血清診断の基本は急性期と回復期のペア血清を比較して，抗体の陽転あるいは抗体価の有意な上昇（従来の終末点法による抗体価測定では4倍以上を有意とする）を検出することである．IgG 抗体陽性であることや，抗体価が高値であることの診断的意義は一般に高くなく，単一血清の抗体陽性の結果は，急性期に特有の抗体（IgM，オリゴマー IgA，低親和性抗体）の検出でなければ，単に感染歴を示すにすぎない．また，IgM は CMV が回帰感染であっても検出されるため，胎児・新生児血の場合を除いて初感染とは断定できない[9)]．先天感染を証明するには生後 21 日以内の血清での IgM の

表 1. 周産期における CMV 感染症の診断

CQ609 サイトメガロウイルス(CMV)感染については？

Answer

1. 児予後改善のための母体 CMV 抗体スクリーニング検査の有用性は確立されていないと認識する(C)
2. 超音波検査で IUGR，脳室拡大，小頭症，脳室周囲の高輝度エコー，腹水，肝脾腫等を認めた場合，胎児感染を疑ってもよい(C)
3. 母体 CMV 抗体検査を行った場合の解釈については以下を参考にする(B)
   1) 妊娠初期母体 CMV IgG 陰性であったものが，妊娠中に IgG 陽性になった場合，妊娠中初感染と判断する．
   2) 妊娠初期母体 IgG 陽性(妊娠以前の感染)でも母子感染は起こりうるが，その頻度と胎児への影響は初感染に比し少ない．
   3) 母体 CMV IgM 陽性の場合，最近の感染を疑うが IgM 陽性が長期間持続する現象(persistent IgM)が知られているので注意する．
4. 「胎児治療については現時点で確立されたものはない」と説明する(B)
5. CMV 感染胎児は分娩時に心拍パターン異常を示しやすいので注意する(C)
6. 臍帯血 CMV IgM 陽性，もしくは生後 2 週間以内の新生児尿から CMV が分離された場合，胎児感染が起こったものと判断する(B)
7. 胎内感染児については聴覚機能の長期フォローアップを専門医に依頼する(B)

A：強く勧められる，B：勧められる，C：考慮される

(文献 19 より)

検出が必要となる．造血細胞移植後の免疫不全状態では液性免疫不全があり，有用性は低い．抗 CMV 抗体測定法には数種類あるが，補体結合(CF)法ではなく，感度・特異度とも高い enzyme immunoassay(EIA)法を用いたほうがよいとされる．周産期における CMV 抗体に関して産婦人科学会では表 1 に示す取扱いをしている．周産期医療の現場では IgG アビディティー(avidity：機能的親和力)の有用性が示されている．IgG アビディティーの測定により，IgM 抗体や IgG 抗体陽転の証明なしに，母体の CMV 感染時期を推定することができる[10]．

2．ウイルス分離培養

検体をヒト胎児肺線維芽細胞(human embryonic fibroblast：HEF 細胞)に接種し，通常 2～8 週培養し，細胞変性効果(cytopathic effect：CPE)を確認する．ウイルスは感受性培養細胞に感染，増殖過程で特徴的 CPE(円形化，融合，脱落など)が光学顕微鏡下で観察される．さらに，CPE の進行度はウイルス鑑別の手助けとなり，ヘルペスウイルス科の単純ヘルペスウイルスでは細胞全体への広がりが急速であるのに対して，CMV や水痘・帯状疱疹ウイルスは細胞から細胞へと Focus を作って，何日あるいは何週間もかけてゆっくり進行する[11]．

分離培養は重要かつ確実な検査法であるが，CMV 感染症における早期の迅速診断には適していなかったため，シェルバイアル(shell vial)法が用いられている．シェルバイアル法は ① 検体中のウイルスの細胞倍率の効率化，② 遠心処理によりウイルスの感染性の増強をはかり，③ ウイルス抗原を特異的抗体の使用により早期に(CPE 出現前に)検出する，ことを組み合わせた技法である[12]．

ウイルス分離のための検体には，出生前の胎児感染の診断には羊水，CCMVI の診断には出生後 3 週間以内(2 週間以内がのぞましい)に採取された尿，神経学的な症状を伴う場合には髄液，移植後の先制治療目的には末梢血単核球(PBMC)，気管支肺胞洗浄液(BALF)など，目的に合わせた検体の採取が必要である．羊水，髄液などの無菌材料から CMV が分離されれば CMV 感染症と診断される．血液中の CMV 分離は活動性の CMV 感染巣の存在を示唆し，新生児や抗体陰性の有症者からの尿，BALF などから CMV が分離された場合には診断的意義が高い[13]．

3．CMV 抗原血症検査(アンチゲネミア法)

CMV pp65抗原に対するモノクロナール抗体を用いて，直接あるいは間接ペルオキシダーゼ法により末梢血より回収した多核白血球をスライドグラス上に固定して，pp65抗原陽性多核白血球を目算で測定する方法である．感度・特異度も高く，CMV 感染症(おもに肺炎)の発症に先立って陽性化する．また，定量性もある点から CMV 感染症

のモニタリング，抗ウイルス剤の効果判定および中止時期の指標として臨床の現場で用いられている現在国内で利用可能な検査法はC7-HRP法とC10/C11法の2法である．問題点として①網膜炎や腸炎などの局所感染症では約半数の症例で陽性化しないこと，②骨髄移植などの白血球減少時には感度が低下すること，③測定手技が煩雑で熟練を要することが挙げられる[14]．大まかな方針として固形臓器移植では，発症頻度が高く重篤化を着やすい初感染例では陽性細胞が1つでも検出された場合には治療を開始，既感染者の再活性化例では一定の閾値（腎移植では白血球105個あたり4〜10個以上[15]）を超えた場合に治療が開始されることが多い．造血細胞移植においてはより詳細なリスク分類並びにきめ細やかな対応の実施が推奨されている[16]．

4．定量PCR（polymerase chain reaction）法

羊水，尿，唾液，骨髄液，BAL液などの各種の検体からDNAを精製後，PCR増幅により定量的にCMV-DNAを高い感度，特異性に加え迅速に結果を得ることができる．定量PCR法を用いた血液中CMV-DNAの定量（DNA血症）はCMV抗原血症検査よりも感度が高く，より早期での対策が可能となることから移植医療において先制治療の指標として有用とされている．血液中CMV-DNA定量は2020年（令和2年）7月に保険収載がなされ，国内大手検査センターに委託可能となった．定性PCRは様々な検体からDNAの検出が行われているが，保健収載はされていない．

5．新生児尿を用いた先天性PCR検査法
＜新生児CMV感染スクリーニングの必要性＞

新生児マススクリーニングは1977年から全国で実施され，2011年まで①フェニルケトン尿症（ビオプテリン欠乏症），②メープルシロップ尿症，③ホモシスチン尿症，④ガラクトース尿症（1型，2型），⑤先天性甲状腺機能低下症，⑥先天性副腎過形成の6疾患に対して検査が施行された．6疾患の中でもっとも頻度が高いのが先天性甲状腺機能低下症であり，治療費も安価であり，

表2．製品化された等温核酸増幅法による尿CMV核酸検出キット

製品名：ジェネリスCMV
一般的名称：サイトメガロウイルス核酸キット
製造販売承認番号：22900EZX00033000
先天性サイトメガロウイルス感染の診断を目的として，尿を検体として等温核酸増幅法により測定した場合に，1回に限り算定できる．

（株式会社シノテスト　ホームページ　https://www.shino-test.co.jp/product/genelys_cmv/より引用）

費用対効果が優れているとされる先天性甲状腺機能低下症は3,000人に対して1人の頻度ある[17]．一方，症候性のCCMVIは1,000人対して1人の頻度であり，無症候性を含めたCCMVIは300人に対して1人と先天性マススリーニング対象疾患の中でもっとも頻度が高い先天性甲状腺機能低下症と比較しても頻度が高い．さらに，CCMVIスクリーニングと治療薬の介入研究により，CCMVIにより生じた症状は抗CMV薬（バルガンシクロビル）治療によってその後遺症の軽減が見込めるエビデンスが蓄積されてきており，CCMVIスクリーニング構築のための研究がすすめられてきた[6]．本邦におけるCCMVIスクリーニングの試みは新生児尿を検体としてリアルタイムPCR法によって施行された[7]．その後，研究がすすめられ2017年6月に医薬品医療機器総合機構（PMDA）からCMV核酸検出試薬—ジェネリスCMV—（株式会社シノテスト）の体外診断用医薬品製造販売の承認に至り，2018年1月より，CCMVIのリスクを有する生後3週間以内の新生児の尿を用いたCMV核酸検査が保険適用となった（表2）．現在，SRL，BML，LSIメディエンスで受託検査を行うことができる．この検査はCCMVIのスクリーニングには認められてはいないが，CCMVIに対する検査が保険収載されたことは，より多くの施設でCCMVI患児に介入できることが期待される．

6．CCMVIに対する後方視的診断法

生後3週間以降となり，聴力障害をはじめとする神経学的な障害の原因探索のためには保存臍帯を用いることができる[4]．この方法は研究室レベルで検査が行われており，検査可能な施設は限られている．乾燥臍帯を検体とし，市販のDNA精製キットを用いてDNAを精製する場合には，①

表 3　SRL，BML，LSI メディエンスで受注可能な CMV 関連検査項目

	検査項目	検体	所要日数	
SRL	サイトメガロウイルス pp65 抗原(C10，C11)	血液	2〜4	間接酵素抗体法
	サイトメガロウイルス pp65 抗原(C7-HRP)	血液	2〜4	直接酵素抗体法
	サイトメガロウイルス	血清	4〜6	CF(補体結合反応)
	サイトメガロウイルス IgG	血清	2〜4	EIA
	サイトメガロウイルス IgM	血清	2〜4	EIA
	サイトメガロウイルス DNA 定性	血液，髄液，患部ぬぐい液，部分尿，組織	3〜5	PCR
	サイトメガロウイルス核酸検出(新生児尿)	部分尿	3〜9	等温核酸増幅法
	サイトメガロウイルス核酸定量	血漿	2〜4	PCR(リアルタイム PCR)
BML	サイトメガロ(CMV)CF	血清	3〜5	CF 法
	サイトメガロ(CMV)IgG	血清	2〜3	CLIA 法
	サイトメガロ(CMV)IgM	血清	2〜3	CLIA 法
	サイトメガロウイルス抗原 C10，C11(CMV 抗原 C10，C11)	血液	2〜3	間接酵素抗体法
	サイトメガロウイルス抗原 C7-HRP(CMV 抗原 C7-HRP)	血液	2〜3	直接酵素抗体法
	CMV 核酸検出-新生児尿(サイトメガロウイルス核酸検出)	尿	3〜9	等温核酸増幅法
LSI	サイトメガロ(CMV)CF	血清	3〜5	CF 法
	サイトメガロ(CMV)CF	髄液	3〜5	CF 法
	サイトメガロウイルス抗原《アンチジェネミア法》	血液	2〜3	間接酵素抗体法(アンチジェネミア法)
	サイトメガロ(CMV)IgG《CLIA》	血清	2〜3	CLIA 法
	サイトメガロ(CMV)IgM《CLIA》	血清	2〜3	CLIA 法
	サイトメガロウイルス(CMV)-DNA 定量〈リンパ球〉	血液	3〜5	リアルタイム PCR 法
	サイトメガロウイルス(CMV)-DNA 同定	ぬぐい液，髄液，血液	5〜7	PCR 法
	サイトメガロウイルス(CMV)核酸定量《TaqManPCR 法》	血漿	2〜4	ロシュ・リアルタイム PCR 法
	尿中 CMV 核酸同定(新生児尿)	尿	3〜9	等温核酸増幅法

CF；Complement Fixation TEST(補体結合試験)，CLIA；Chemiluminescent immunoassay(化学発光免疫測定法)，EIA；Enzyme Immunoassay(酵素免疫測定法)

(SRL ホームページ，https://test-guide.srl.info/hachioji/test/middle/6，BML ホームページ http://uwb01.bml.co.jp/kensa/，LSI メディエンスホームページ https://data.medience.co.jp/compendium/main.cgi より引用)

Protease の反応を長くすること，② 検体量を入れすぎないこと(20〜30 mg で十分)，③ 臍帯の乾燥のための保湿剤などを入れないようにすることがポイントである[18].

表 3 に検査センターで施行できる CMV 関連検査項目を示す.

終わりに

CMV 胎内感染は，先天性ウイルス感染の中で，もっとも頻度が高く出生時無症候であっても，聴覚障害，精神発達遅滞などの障害を遅発性に引き起こすことが知られている．胎内感染に伴う神経症状では聴覚障害の頻度が高く，先天性高度難聴の原因として CMV 感染が高い割合を示すことが明らかにされている[2]．新生児尿を用いた PCR による検査はスクリーニング検査としてはまだ承認されていないが，新生児尿を用いた PCR 検査が保健収載されたことは大きな進歩である．

文　献

1) Morton CC, Nance WE：Newborn Hearing Screening—A silent Revolution. N Engl J Med, **354**：2151-2164, 2006.

Summary 欧米における先天性難聴の原因として，CCMVI によるものが遺伝性難聴を除くともっとも頻度が高く，出生時におよそ 21%，4 歳の時点では 25% を占める．CMV 関連の難聴は頻度が高く進行性のものが存在することを示した代表的な論文.

2) 田川正人，森内浩幸：Ⅲ β ヘルペスウイルス—ヒトサイトメガロウイルス（HCMV）とヒトヘルペスウイルス 6,7（HHV-6,7）—，4. β ヘルペスウイルス感染症の疫学，2）先天性 CMV 感染症の疫学，ヘルペスウイルス学—基礎・臨床研究の進歩—．日本臨床，**64** 増刊 3：455-459, 2006.

3) Barbi M, Binda S, Primache V, et al：Cytomegalovirus DNA detection in Guthrie cards：a powerful tool for diagnosing congenital infection. J Clin Virol, **17**：159-165, 2000.

4) Koyano S, Inoue N, Nagamori T, et al：Retrospective diagnosis of congenital cytomegalovirus infection using dried umbilical cords. Pediatr Infec Dis J, **23**：481-482, 2004.

5) Ogawa H, Suzutani T, Baba Y, et al：Etiology of severe sensorineural hearing loss in children independent impact of congenital cytomegalovirus infection and GJB2 mutations. J Infect Dis, **195**：782-788, 2007.

Summary 福島県の難聴児の保存臍帯を用いて CMV-DNA と *GJB2* 遺伝子変異を調査した．両者の重複例は認められず，CMV-DNA 陽性児は 15%，*GJB2* 遺伝子異常は 24% に認められた.

6) 古谷野　伸，井上直樹，長森恒久ほか：先天性サイトメガロウイルス感染マススクリーニングについて．日本マス・スクリーニング学会誌，**21**(1)：9-14, 2011.

7) Nozawa N, Koyano S, Yamamoto Y, et al：Real-time PCR assay using specimens on filter disk as a template for detection of cytomegalovirus in urine. J Clin Microbiol, **45**：1305-1307, 2007.

8) Koyano S, Inoue N, Nagamori T, et al：Newborn screening of congenital cytomegalovirus infection using saliva can be influenced by breast feeding. Arch Dis Child Fetal Neonatal ED, **98**：F182, 2013.

9) 峰松俊夫：β ヘルペスウイルス感染症の診断 CMV 感染症の診断．日本臨牀，**64** 増刊 3：460-465, 2006.

10) 峰松俊夫：IgG アビディティー，厚生労働科学研究機補助金成育疾患克服等次世代育成基盤研究事業　先天性サイトメガロウイルス感染症対策のための妊婦教育の効果の検討　妊婦，新生児スクリーニング体制の厚生および感染新生児の発症リスク同定に関する研究．http://www.med.kobe-u.ac.jp/cmv/igg.html

11) 水田克巳，野田雅博：2 ウイルス分離培養　6 ウイルス分離．田代眞人，牛島廣治（編）：232-240，ウイルス感染症の検査・診断タンダード．羊土社，2011.

12) 水田克巳，野田雅博：2 ウイルス分離培養　10 特殊な測定手技．田代眞人，牛島廣治（編）：245-248，ウイルス感染症の検査・診断スタンダード．羊土社，2011.

13) 豊川真弘，西　功，浅利誠志：移植医療と検査 14　サイトメガロウイルスの検査．検査と技術，**40**(13)：1473-1478, 2012.

14) 日本臨床腎移植学会ガイドライン作成委員会：腎移植後サイトメガロウイルス感染症の治療ガイドライン．日本医学館，2011.

15) 日本造血細胞移植学会：造血細胞移植ガイドライン　サイトメガロウイルス感染症　第 2 版．2011 年 7 月.

16) 森　毅彦，加藤　淳，山根明子ほか：サイトメガロウイルス DNA 定量 polymerase chain reaction の受託検査会社における比較検討．臨床血液，**52**：204-209, 2011.

17) 日本マススクリーニング学会：ホームページ http://www.jsms.gr.jp/contents04-02.html

18) 井上直樹：サイトメガロウイルス感染の検査 厚生労働科学研究機補助金成育疾患克服等次世代育成基盤研究事業　先天性サイトメガロウイルス感染症対策のための妊婦教育の効果の検討，妊婦，新生児スクリーニング体制の厚生および感染新生児の発症リスク同定に関する研究．http://www.med.kobe-u.ac.jp/cmv/inspection_dr.html

19) 日本産科婦人科学会．日本産科婦人科医会（編）：産婦人科診療ガイドライン—産科編 2008：154-171．日本産科婦人科学会，2008.

MB ENT, 261：37-43, 2021

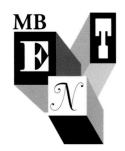

◆特集・先天性サイトメガロウイルス感染症と難聴─診断・予防・治療─

先天性サイトメガロウイルス感染症に対する治療

河田宗一郎*1　森内浩幸*2

Abstract　先天性サイトメガロウイルス(CMV)感染症の臨床像のうち，難聴はもっとも重要なものの1つである．新生児聴覚スクリーニングで refer だった場合には先天性 CMV 感染症を疑い，必ず生後 21 日以内に尿 CMV 核酸定性検査を提出する．診断が確定したら，血液検査や頭部 MRI，ABR などで評価を行ったうえで，中枢神経障害や顕著な臓器障害がある場合にはガンシクロビルまたはバルガンシクロビルによる抗ウイルス療法を生後 1 ヶ月以内に開始し，6 ヶ月間行うことが推奨されている．副作用として好中球減少や肝機能異常が問題となり，許容できない場合は休薬を要する．一方で，これらの副作用は先天性 CMV 感染症の症状として出現することもあるため，治療の適正化のためには全血中のウイルス量測定(real-time PCR)と薬物血中濃度測定が望ましいが，どちらも保険適用外である．

Key words　先天性サイトメガロウイルス感染(congenital cytomegalovirus infection)，ガンシクロビル(ganciclovir)，バルガンシクロビル(valganciclovir)，感音難聴(sensorineural hearing loss)，新生児聴覚スクリーニング(neonatal hearing screening)

はじめに

　先天性サイトメガロウイルス感染(以下，CCMVI)の診療における近年の大きな進歩は，抗ウイルス療法による予後の改善が期待できることであり，特に聴覚予後の改善が認められている．本稿では抗ウイルス療法の開発の経緯と現在行われている治療の実態と問題点について述べる．なお，抗体療法については現時点でエビデンスが得られておらず，本稿では割愛する．

臨床像

　CCMVI 児の約 2 割が出生時に顕性であるが，臨床像のスペクトラム(表 1)も重症度も様々である[1]．重症例では胎児・新生児死亡，重度の精神運動障害，てんかんや難聴などの神経学的異常を残す一方，難聴のみを呈する場合もある．感染児の約 8 割は不顕性で出生するが，遅発性に症状が出現する例もある．特に，CCMVI による難聴は「遅発性」「進行性」という特徴があるため，新生児聴覚スクリーニングをパスしたにもかかわらず，その後難聴が徐々に進行して，幼児期に高度難聴に至ることがある．

診断

　CCMVI の診断は，必ず生後 21 日以内の尿 CMV 核酸定性検査(保険収載)で行う．その理由として，① 生後 21 日を過ぎると後天性感染(産道感染，母乳感染)との区別がつかなくなること，そして② 診断後には抗ウイルス療法の要否を限られた時間の中で判断する必要があること(後述するように，治療は生後 1 ヶ月以内，遅くとも 2 ヶ月以内に行うことが推奨される)が挙げられる．この時期を過ぎると保険診療ではなくなる．

　難聴に対しては早期介入による言語発達の改善が期待できることに加え，抗ウイルス療法によっ

＊1 Kawata Soichiro，〒 852-8501　長崎県長崎市坂本 1-7-1　長崎大学病院小児科
＊2 Moriuchi Hiroyuki，同，教授

表 1. 先天性 CMV 感染を疑う臨床像

臨床的に検知可能な症状／所見
理学所見
Small for gestational age（出生体重＜－2 SD）
小頭症（頭囲＜－2 SD）
出血斑，紫斑（通常，生後数時間以内に出現し，数週間持続する）
Blueberry muffin rash（皮内造血）
黄疸（出生初日からみられることがあり，生理的黄疸よりも遷延する）
肝腫大
脾腫大
神経学的異常所見（嗜眠，筋緊張低下，痙攣，吸綴反射の減弱など）

偶発的または精密検査によって検知される症状／所見
検査結果
貧血
血小板減少（生後 1 週目にみられるが，しばしば 2 週目には自然に回復する）
白血球減少，好中球減少
肝酵素上昇（AST/ALT）
直接ビリルビン上昇
髄液
髄液所見の異常（細胞増多，蛋白上昇など）
神経画像検査
石灰化，脳室周囲囊胞，脳室拡大，上衣下偽性囊胞，神経細胞移動障害，白質の異常，皮質の萎縮，髄鞘化の異常，小脳低形成，レンズ核線条体血管症など
聴覚検査
片側または両側の感音性難聴*
眼科検査
網脈絡膜炎，網膜出血，視神経萎縮，斜視，白内障

*CCMVI の診断に繋げるためには，難聴の確定診断を待たず，新生児聴覚スクリーニング refer の時点で尿 CMV 核酸定性検査を実施する

（文献 1 より引用改変）

て聴覚予後や言語発達が明らかに改善するため，早期診断と適切な治療介入は児にとって大きな意義を持つ．

日齢21以降に本症を疑った場合には，乾燥臍帯や先天代謝異常症スクリーニング検査の濾紙血を用いた PCR 検査が可能だが，感度が低いので陰性の結果から本症を否定することはできないし，生後 2 ヶ月を越して陽性の結果が得られても抗ウイルス療法に繋げるには遅すぎる．

抗ウイルス療法の目的

抗ウイルス療法の目的となるのは，以下の 2 つである．

1．活動性の病態の鎮静化

網脈絡膜炎による視覚障害が危惧される場合，血球減少に伴う合併症（感染症併発，出血）が G-CSF 投与や血小板輸血などでは制御できない場合，肝機能障害が強く肝不全に陥る恐れがある場合などは，迅速かつ有効な抗ウイルス療法が行われなければ生命予後や臓器予後にかかわる．

2．長期予後改善

中枢神経系症状を伴う症候性 CCMVI 児に対する抗ウイルス療法は，聴覚予後や神経学的発達を改善することが示されている（後述）．

抗ウイルス療法の適応

上述の目的を踏まえ，欧州小児感染症学会の専門家らによるコンセンサス・ステートメントの中でも抗ウイルス療法の適応となる要件が示されている（表2）[1]．聴覚障害のみの場合も，完全なコンセンサスは得られていないが，ほとんどの専門家は抗ウイルス療法を推奨している．

抗ウイルス療法の実際

使用薬剤：バルガンシクロビル（ドライシロップ製剤）を用いる．Oral bioavailability に問題があ

表 2．先天性 CMV 感染に対する治療の適応

所　見	治　療	
コンセンサスあり		
中枢神経病変あり 　　小頭症，頭蓋内石灰化病変，網脈絡膜炎，白質病変（または頭部 MRI 異常あり）	GCV/VGCV*	6 ヶ月
その他の重篤な状態 　　life-threatening な状態，重篤な単一臓器の障害，CNS 以外の複数の臓器障害	GCV/VGCV*	最短 6 週～最長 6 ヶ月
軽度の症状 　　臨床的に問題とならない症状や一過性の所見（例：出血斑，軽度の肝腫大または脾腫大，血小板減少，貧血，白血球減少，軽度の肝酵素上昇，直接ビリルビン上昇，SGA）が 1 つまたは最大 2 つまで認められる	治療対象外	
臨床症状および生化学的異常なし（±CMV viremia）		
多数の専門家の賛同あり（コンセンサスまでは得られず）		
聴覚障害のみ	GCV/VGCV*	6 ヶ月
中等度の症状 　　2 週間以上持続する血液/生化学的異常 　　3 つ以上の軽度の症状あり	専門医とともに治療の要否を検討する	最短 6 週～最長 6 ヶ月

*当初 GCV 点滴静注で開始した場合も，経口投与が可能となったら VGCV へ移行する
GCV：ガンシクロビル，VGCV：バルガンシクロビル

（文献 1 より引用改変）

る場合はガンシクロビル（点滴静注）で開始するが，内服可能な状態になったらバルガンシクロビルに移行する．

標準的投与法：バルガンシクロビルは 1 回 16 mg/kg を 12 時間毎に経口投与する．ガンシクロビルは 1 回 6 mg/kg を 12 時間毎に点滴静注する．

投与期間：生後 1 ヶ月以内，遅くとも 2 ヶ月以内に投与を開始し，合計 6 ヶ月用いる．途中で休薬することになった場合も，合計で 6 ヶ月の投与とする．

対　象：治療開始時点で修正在胎週数が 32 週以上，体重が 1,200 g 以上であり，著しい腎機能障害がない（血清クレアチニン＜1.5 mg/dl またはクレアチニン・クリアランス＜10 ml/min/1.73 m²）[2]．

バルガンシクロビル／ガンシクロビルによる抗ウイルス療法の注意点

1．治療中の副作用の頻度が比較的高い

このため表 3 に示す項目についての定期的な観察・検査が大切で，特に好中球減少の頻度が高く，血小板減少や肝機能異常にも注意が必要である．

一方，これらの異常は CMV 感染の病勢増悪によってもみられるため，定期的なウイルス学的評価は有用と考える．

Grade 2 以上の副作用が出現したら，原則投与は中止する．また，好中球減少に関しては，500/μl 未満になったらいったん中止して＞750/μl になるまで待って full dose で再開する．再び好中球数が 500/μl 未満となるようなら 50% dose にして＞500/μl となるのを待つ．この用量で好中球数の上昇が認められなければ投与中止とする[2]．なお，G-CSF 製剤を用いて好中球数の増加を促すことも試みてよい．

2．長期的な影響について不明な点がある

発がん性や妊孕性への影響については，まだ結論が出ていない．あくまで動物実験における超大量投与で生じる現象であり，現時点でヒトにおける報告はないが，投与に際しては必ずそのリスクについて伝えておかなければならない．

3．保険適用外使用である

現時点での保険適用は，後天性免疫不全症候群，臓器移植（造血幹細胞移植も含む），悪性腫瘍の患者における CMV 感染症のみである．ただし

表 3. 抗ウイルス療法に伴う検査

検査項目		検査時期
体重測定		1～2 週毎(注 3)
血液検査	血球数(白血球分類を含む)	治療前,治療中 1～2 週毎(注 4)
	肝機能,尿素窒素,クレアチニン,電解質	
	Viral load(注 1)	治療前,治療中 1～2 週毎(注 5),治療終了後 1 週・2 週(注 6)
Therapeutic drug monitoring(注 2)		治療中にもかかわらず viral load が上昇した場合
		副作用が疑われる場合
		腎機能に影響しうるイベントが生じた場合

(注 1) 全血中のウイルス DNA 量を real-time PCR で定量する.保険適用外.
(注 2) バルガンシクロビル/ガンシクロビルの TDM は保険適用外.3～4 ポイント採血で実施する.
(注 3) 体重の変化に応じて投与量を調整する.
(注 4) 検査値に全く異常がなく安定している場合は 2 週毎でよい.
(注 5) 検出限界未満になるまでは毎週実施が望ましい.それ以降は 2～4 週毎で構わない.
(注 6) リバウンド傾向が続くか臨床的に増悪するようなら,もっとフォローを続ける.

現在,中枢神経系障害(含,感音難聴)を有する CCMVI 児に対するバルガンシクロビルの医師主導治験が進行中であり,保険収載されることが期待されている.

4. 適正投与量の設定が困難である

通常の投与量は前述の通りだが,主に腎排泄されるため成人領域でも腎機能によって投与量は細かく設定されている.新生児・乳児期は腎機能が大きく変動するため適切な投与量の設定は実際には非常に難しい.Therapeutic drug monitoring (TDM)はこれらの児に対して tailor-made な治療を提供できるため,当科では治療開始後早期や治療中に viral load が上昇した時,副作用の出現や腎機能低下が疑われる場合などに TDM を活用している.しかし,保険適用外である.

5. 治療不応例・治療困難例がある

多くの症例では治療開始後に viremia は低下しやがて real-time PCR でも検出限界未満になるが,一部の症例では viremia が高いレベルで持続することがある.その原因として薬剤の血中濃度が目指すレベルよりも低いことが多いので,TDM を実施したうえで薬剤量や投与間隔の調整を行う必要がある.時に十分な血中濃度に達しているにもかかわらず治療に反応しないことがあり,ウイルス遺伝子の塩基配列を調べても既知の耐性変異が認められないことを経験している.何らかの理由で低感受性になっていると推測している.

このような場合に他の抗ウイルス薬,例えばホスカルネットを用いた CCMVI の治療も検討されるが,少なくとも長期予後改善に関しては確立したエビデンスは存在しないこと,腎障害や電解質異常などの副作用が高頻度に生じることから,活動性病変の鎮静化が急務の場合に限るべきだろう.

抗ウイルス療法開発の解説

Whitley らによる CCMVI に対するガンシクロビルの Phase II 研究[3]に続き,Kimberlin らのランダム化比較試験によって中枢神経病変を有する CCMVI 児に対して,生後 1 ヶ月以内にガンシクロビルの 6 週間投与を開始すると聴覚予後が改善することが示された[4].さらに,Kimberlin らはバルガンシクロビルのランダム化比較試験を行い,6 週間投与よりも 6 ヶ月間投与がより有効で副作用の出現には大差なかったことから[5],現在はバルガンシクロビルの 6 ヶ月投与が標準的な治療として推奨されている[6].

生後 1 ヶ月を超えて治療を開始した報告は後方視的観察研究で少数のみ存在する.del Rosal らは症候性 CCMVI の 13 例(治療開始時点で患耳 18,健耳 8)について,中央値 3 ヶ月(1.8～8.8 ヶ月)から主にバルガンシクロビルで 6 ヶ月治療し,12 ヶ月後に聴力の改善もしくは増悪防止の効果が得られたと報告している(18 患耳では 7 患耳が改善し増悪例なし;8 健耳では増悪なし)[7].

また，Dorfman らの後方視的観察研究では，症候性 CCMVI の 66 例に対して中央値で生後 14 週（5〜77 週）から治療開始し，45 患耳中 30 耳（66.7%）で改善，13 耳で不変，2 耳で増悪という結果であった．また，出生時無症候性であったが遅発性難聴を呈した 25 例については中央値生後 53.3 週（12〜156 週）から治療開始し，42 患耳中 38 耳（90.5%）で改善がみられたと報告している．ただし，治療プロトコールはバルガンシクロビル 17 mg/kg/dose を 1 日 2 回で 12 週，その後 1 日 1 回投与として 1 年間という Kimberlin らとは異なるものだった[8]．

一方で McCrary らは，バルガンシクロビル治療終了後中央値 3.2 年（0.3〜10 年）の観察を行った 16 症例の後方視的研究を行い，14 例で有意差はなかったものの聴力の増悪がみられ，適切な治療開始を行ったとしても聴力の長期予後に与える影響は限定的と結論付けられている[9]．ただし，この報告では治療開始が 1 ヶ月未満 8 例，1 ヶ月を超えてからが 8 例であり，治療期間は 6 週間以内 6 例，6 週間以上 6 ヶ月未満が 7 例，6 ヶ月間が 3 例の平均 92.7 日となっており，Kimberlin らのように 1 ヶ月以内に治療を開始し 6 ヶ月間続けた症例はごく一部に限られていた．治療開始時期や治療期間別にサブ解析はされていないため，治療成績が振るわなかった理由として治療開始の遅れや治療期間の不足があったことは否定できない．

以上より，現在得られているエビデンスからは，やはり生後 1 ヶ月以内に投与開始することを目指すべきであるが，逆にその時期を過ぎて投与開始した場合には無効だとするエビデンスも存在しない．生後 1 ヶ月以内に投与開始できるようにするには，CCMVI の早期診断，各種検査の実施，インフォームド・コンセントの取得などのステップを踏む必要性から困難な場合も多く，米国小児科学会が刊行する小児感染症のバイブル Red-Book においても，治療開始時期について "Birth to 2mo" と少し幅を持たせている[6]．

また治療期間の比較は，バルガンシクロビル 6 週間と 6 ヶ月を比べた研究しかない．CMV は持続感染するウイルスであり，抗ウイルス薬はウイルスの増殖を抑えるだけで殺ウイルス効果はないので，治療終了後には多くの症例でウイルス血症の一過性のリバウンドをみせる．しかし，6 ヶ月以上の治療期間を設けることについては有効性や安全性について，現時点で確立したエビデンスは存在しない．

治療例の提示

最後に，患者保護者の許可を得て，現在治療中の症例の経過を提示する．

在胎 38 週，2,622 g で出生した児が，産院で実施された新生児聴覚スクリーニング検査（AABR）で右 refer となり，日齢 9 に地域の基幹病院の小児科と耳鼻咽喉科へ同時に紹介された．小児科受診当日に提出した尿 CMV 核酸定性検査は陽性で，CCMVI と診断した．

小児科初診時の血液検査で血球減少や肝機能異常などはなかったが，日齢 25 の頭部 MRI で左側脳室近傍に嚢胞性病変を指摘され，同日の ABR では右耳の高度難聴が示唆された．日齢 20 の眼底検査では網脈絡膜炎を示唆する滲出斑は指摘されなかったが，眼底出血が認められた．

症候性（頭部 MRI 異常，右難聴）の CCMVI 児であり，抗ウイルス療法によって長期予後の改善が期待できる一方，短期的副作用，長期的影響の可能性，保険適用外であるなどの問題があることについて，ご両親に十分な説明を行った．ご両親は治療の実施について十分に時間をかけて検討され，日齢 34 からバルガンシクロビルの内服が開始された．

以後 1 週間毎に viral load の推移，血球数や肝機能などの副作用チェック，腎機能や体重の変化にあわせた投与量設定を継続した．治療開始後 7 日目には全血中の CMV-DNA は検出限界未満となった．治療開始 24 日目に好中球数が 570/μl まで減少したが治療を継続し，その 9 日後には 1,808/μl と改善していた．

なお，治療開始7日目に測定した薬物血中濃度は Cmax 3.48 μg/ml，AUC$_{0-12}$ 20.420 μg・hr/ml とやや低値であったが，ウイルス学的な効果は得られていたことから投与量の調整は行わなかった．

CMV の増殖抑制効果が十分にみられ，好中球数が安定し，肝機能異常などの他の問題がないことを確認し，外来通院の頻度を2週間に1回へ変更した．

このように新生児聴覚スクリーニング refer から抗ウイルス療法の開始に至るまでには，難聴の有無の評価を進めるとともに，CCMVI の確定診断，症候性か無症候性かの判定，治療によって期待される有益性や懸念される問題点についての十分な説明および説明を受けたうえでの治療方針の決定といったいくつものステップが必要であり，産科，耳鼻咽喉科，小児科の3者の連携が迅速な対応には欠かせない．

今後の課題

1．バルガンシクロビルの保険収載

乳幼児にも使いやすいドライシロップ製剤が本邦でも販売されるようになったが，CCMVI はその対象疾患ではない．現在，保険収載を目指して医師主導治験が行われている．

2．Real-time PCR や TDM の保険収載

治療効果の判定や適正治療を行っていくうえで，これらの検査は非常に有用であり，一般診療の現場でも測定できるようになってほしい．

3．有効で安全な抗ウイルス薬の開発

ガンシクロビル／バルガンシクロビルは短期的な副作用（特に好中球減少）に加えて，長期的な影響がまだ判明していない懸念点がある．また，時に十分な効果が得られず，血中の viral load が高いレベルのまま持続することがある．乳幼児でも安心して用いられ，別の機序で働く抗ウイルス薬の開発が待たれる．

4．遅発性発症例への治療

現時点では遅発性発症例に対する抗ウイルス療法の有効性や安全性にかかわるエビデンスはな く，現在海外ではそれを明らかにするための治験が実施されている．

5．補助的治療法の開発

遅発性難聴の発症機序には免疫病態の関与（ウイルス感染細胞への免疫応答が内耳組織を傷害する）が疑われており，抗ウイルス薬だけではなく抗炎症作用を有する薬剤の併用が有効かもしれない．

6．治療指針の作成

保険適用がない現時点では難しい部分があるが，一般診療現場で CCMVI の治療を推進するためには，使い勝手の良い治療指針が定められるべきである．

謝　辞

症例提示に際してご協力いただきました小形　勉先生，木下麻莉子先生に深謝致します．

文　献

1) Luck SE, Wieringa JW, Blázquez-Gamero D, et al：Congenital Cytomegalovirus：A European Expert Consensus Statement on Diagnosis and Management. Pediatr Infect Dis J, **36**(12)：1205-1213, 2017.
Summary 欧州小児感染症学会の専門家らが，先天性 CMV 感染症の診断や治療に関するコンセンサスをまとめて発表したものである．
2) 森内浩幸：先天性 CMV 感染治療プロトコール．小児感染免疫，**22**(4)：385-389, 2010.
3) Whitley RJ, Cloud G, Gruber W, et al：Ganciclovir treatment of symptomatic congenital cytomegalovirus infection：results of a phase Ⅱ study. National Institute of Allergy and Infectious Diseases Collaborative Antiviral Study Group. J Infect Dis, **175**(5)：1080-1086, 1997.
4) Kimberlin DW, Lin CY, Sánchez PJ, et al：Effect of ganciclovir therapy on hearing in symptomatic congenital cytomegalovirus disease involving the central nervous system：a randomized, controlled trial. J Pediatr, **143**(1)：16-25, 2003.
5) Kimberlin DW, Jester PM, Sánchez PJ, et al：

Valganciclovir for symptomatic congenital cytomegalovirus disease. N Engl J Med, **372** (10) : 933-943, 2015.

Summary ランダム化比較試験により，バルガンシクロビル 6 週間治療と 6 ヶ月治療を比較し，後者の有効性が高いことを明らかにした．

6) The Committee on Infectious Diseases : Red-Book 2018, 31st Edition, American Academy of Pediatrics : 310-317, 2018.

7) del Rosal T, Baquero-Artigao F, Blázquez D, et al : Treatment of symptomatic congenital cyto-megalovirus infection beyond the neonatal period. J Clin Virol, **55**(1) : 72-74, 2012.

8) Dorfman L, Amir J, Attias J, et al : Treatment of congenital cytomegalovirus beyond the neo-natal period : an observational study. Eur J Pediatr, **179**(5) : 807-812, 2020.

9) McCrary H, Sheng X, Greene T, et al : Long-term hearing outcomes of children with symp-tomatic congenital CMV treated with valgan-ciclovir. Int J Pediatr Otorhinolaryngol, **118** : 124-127, 2019.

ENTONI
Monthly Book
エントーニ

編集主幹
小林　俊光（仙塩利府病院耳科手術センター長）
曽根三千彦（名古屋大学教授）

通常号定価 2,750 円（本体 2,500 円＋税）

補聴器・人工中耳・人工内耳・軟骨伝導補聴器
―聞こえを取り戻す方法の比較―

No. 248（2020 年 8 月号）
編集企画／神田　幸彦（神田 E・N・T 医院院長）

医師、言語聴覚士の立場から
リアリティー溢れる内容をお届け

- 補聴器 update
- 人工中耳 ―最近の進歩―
- 人工内耳 ―最近の進歩―
- 補聴器の聞こえの特徴とは？
- 人工内耳の聞こえの特徴とは？
- 補聴器と人工中耳の聞こえの特徴の差
- 補聴器と人工内耳の聞こえの特徴に関する経験と考察
- 目の前の患者にどのようなケースの場合、補聴器を勧めるか
- 目の前の患者にどのようなケースの場合、人工中耳を勧めるか
- 目の前の補聴器の患者にどのようなケースの場合、人工内耳を勧めるか
- 軟骨伝導補聴器の開発とその後の進歩
- 軟骨伝導補聴器と従来の補聴器との違い、目の前の患者に勧めるコツ

耳鼻咽喉科診療の新しいテクノロジー

No. 247（2020 年 7 月号）
編集企画／池園　哲郎（埼玉医科大学教授）

最新の技術を様々な切り口から
わかりやすく紹介

- ビデオヘッドインパルス検査（vHIT）
- 人工中耳 VSB（Vibrant Soundbridge®）
- 術中持続神経モニタリング
- 鼓膜再生療法
- 甲状軟骨固定用器具　チタンブリッジ®
- 喉頭の 3 次元イメージング　超高精細 CT
- 内視鏡下甲状腺手術：video-assosted neck surgery（VANS 法）
- de Vinci 手術支援ロボットによる経口腔支援手術 transoral robotic surgery（TORS）
- 移動型 CT および MRI 支援手術
- 改良型サクションキュレットと改良型笹木-ヤンゼン-ミドルトン鉗子

私の新しい耳鼻咽喉科診療スタンダード
―10〜20年前とどう変わったか―

No. 245（2020 年 5 月号）
編集企画／本間　明宏（北海道大学教授）

この 20 年間で大きく進歩した
疾患・診断・治療を解説

- インフォームド・コンセントに関するあり方の変遷
- 遺伝性難聴の診断と進歩
- 耳鳴の診断と治療の進歩
- 内視鏡耳科手術の進歩
- 前庭疾患の診断の進歩
- 鼻内視鏡手術の進歩
- 睡眠時無呼吸障害の診断と治療の進歩
- 痙攣性発声障害の診断と治療の進歩
- HPV 関連中咽頭癌の診断と治療について
- 早期咽喉頭癌の診断と経口的切除術の進歩
- IgG 関連疾患の診断と治療の進歩

耳鼻咽喉科医に必要なスポーツ診療の知識

No. 243（2020 年 4 月号）
編集企画／大谷真喜子（和歌山県立医科大学講師）

耳鼻咽喉科医に必要な
スポーツ診療の基本知識が満載

- 運動療法
- ストレッチ
- ドーピングコントロール
- 障がい者スポーツ
- 運動誘発性疾患
- バランス
- スポーツと難聴
- スポーツ外傷
- スクーバダイビング
- 登山

全日本病院出版会　〒113-0033 東京都文京区本郷 3-16-4　Tel：03-5689-5989
www.zenniti.com　Fax：03-5689-8030

MB ENT, 261：45-52, 2021

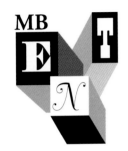

◆特集・先天性サイトメガロウイルス感染症と難聴─診断・予防・治療─

先天性サイトメガロウイルス感染症と人工内耳

山崎博司*

Abstract 先天性サイトメガロウイルス（cCMV）感染症は先天性難聴の原因の約2割を占め，高次脳機能障害を合併して症候性難聴となることもある．cCMV感染による難聴児（cCMV難聴児）の人工内耳の適応基準は他の難聴児と同じであるが，合併する高次脳機能障害が人工内耳の成績に影響しうることに留意する．非症候性cCMV難聴児の人工内耳装用効果は比較的良好で音声言語を用いた会話が可能となるが，知的障害や自閉症スペクトラム障害を有する症候性のcCMV難聴児では聴性反応は改善するものの言語発達が不十分となることが多い．cCMV難聴児における人工内耳術後の言語発達は，術前の認知面の発達指数と自閉傾向の有無からある程度予測することができる．そのため，cCMV難聴児における人工内耳の適応を判断する際には，症例ごとに人工内耳の効果をあらかじめ予測し，最適な術後の言語リハビリテーションと療育の方針を決定することが重要である．

Key words 先天性サイトメガロウイルス感染症（congenital cytomegalovirus infection），人工内耳（cochlear implant），先天性難聴（congenital hearing loss），言語発達（language development），高次脳機能障害（higher brain dysfunction），自閉症スペクトラム障害（autism spectrum disorder）

はじめに

先天性サイトメガロウイルス（cCMV）感染は先天性難聴や進行性難聴を引き起こし，言語発達遅滞の原因となりうる．cCMV感染による難聴を有する児（cCMV難聴児）に対する人工内耳の適応は，基本的には他の先天性難聴児と同じである．しかし，cCMV難聴児では難聴の重症度や進行速度の個人差が大きく，さらに知的障害や発達障害などの高次脳機能障害が合併することもあるため，人工内耳の適応判断や術後の言語リハビリテーションの方針決定の際に注意を要する．本稿では筆者が所属する神戸市立医療センター中央市民病院における臨床成績を中心に，cCMV難聴児の人工内耳の適応と装用効果について説明する．

cCMV難聴児における人工内耳術前評価

cCMV難聴児を含む先天性難聴児における人工内耳の適応を判断する際は，図1に示すように遺伝性か非遺伝性，症候性か非症候性の2つの要素に注目すると特徴を理解しやすい．

1．遺伝性難聴と非遺伝性難聴

先天性難聴の65%が遺伝子変異によって引き起こされ，遺伝性難聴に分類される[1]．遺伝性難聴は通常左右対称の聴力像を示し，原因遺伝子とその変異箇所ごとに難聴の重症度と聴力予後をある程度予測することができる[2]．cCMV感染症は非遺伝性難聴の最大の原因であり，先天性難聴の約2割を占める[1]．cCMV感染を伴う新生児の1〜2割が難聴を発症するが，軽度難聴から重度難聴まで重症度に幅があるだけでなく，両側性難聴，

---

* Yamazaki Hiroshi，〒650-0047 兵庫県神戸市中央区港島南町2-1-1 神戸市立医療センター中央市民病院　臨床研究推進センター・難聴研究部，部長

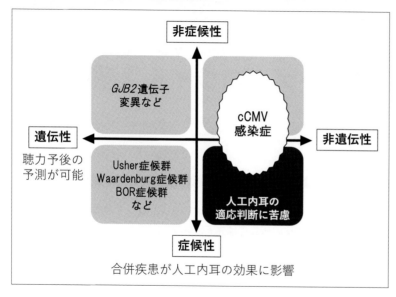

図 1.
人工内耳の適応を考慮する際の
先天性難聴児の分類

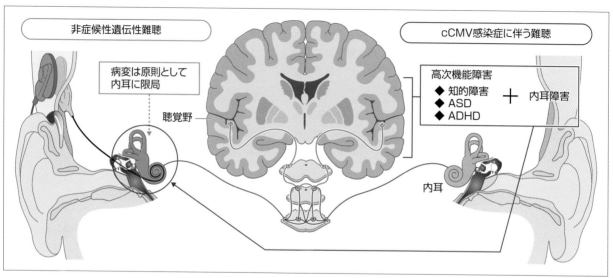

図 2. 非症候性遺伝性難聴と cCMV 感染症に伴う難聴の違い

一側性難聴，非対称性難聴，進行性難聴，遅発性難聴と個人差が極めて大きい[3)~5)]．これは，原因遺伝子ごとに臨床像が比較的均一な遺伝性難聴と対照的である．

2．症候性難聴と非症候性難聴

GJB2 遺伝子変異による難聴では病変が内耳に限局しており，有毛細胞からラセン神経節細胞への聴覚入力が障害されることが主たる難聴の原因である．このような非症候性難聴は，人工内耳を用いてラセン神経節細胞を直接刺激することによって聴力の改善が期待できるため，人工内耳の良い適応と考えられる．一方，難聴以外の合併疾患を認める症候性難聴では，合併疾患の影響で人工内耳の効果が不良となるリスクがあり注意を要する．cCMV 感染は難聴に加えて様々な重症度の運動障害や知的障害，発達障害などの中枢神経障害を引き起こしうる[6)7)]（図 2）．知的障害や自閉症スペクトラム障害（ASD）などの発達障害を有する児では，健聴であっても聴性反応が乏しく言語発達遅滞を呈することが少なくない．そのため，これらの高次脳機能障害を合併する症候性のcCMV 難聴児では，聴性行動観察に基づく聴力検査が難しく人工内耳の適応判断に苦慮するだけでなく，人工内耳を用いて末梢からの聴覚入力を

補っても中枢神経系の問題のために言語発達が不十分となる可能性がある[8].

3. 人工内耳の適応となる cCMV 難聴児の臨床像

このように cCMV 難聴児では先天性高度難聴から進行性難聴まで聴力像の個人差が大きいだけでなく，高次脳機能障害を合併して症候性難聴となることもあり，その臨床像は多様である．2004〜2020 年までに当院で人工内耳植込術を受け，術前または術後に cCMV 感染症の確定診断を受けた児は 18 人であった．このうち生下時から高度難聴を有していた児は 9 人（先天性難聴群）で，当初は正常聴力または中等度までの難聴であったが，その後難聴が進行して人工内耳の適応となった児が 9 人（進行性難聴群）であった．先天性難聴群と進行性難聴群の人工内耳術時年齢はそれぞれ 1.2〜3.2 歳（中央値 2.0 歳）と 1.1〜5.7 歳（中央値 4.3 歳）であり，いずれも言語発達の重要な時期に人工内耳の適応を決定する必要があったことがわかる．

先天性難聴群は 9 人中 8 人が知的障害（6 人）または ASD（2 人）を合併しており，cCMV 感染に伴う症状が重い傾向があった．先天性難聴群では，聴性反応が極めて乏しいだけでなく ABR や ASSR の結果もスケールアウトであることから，比較的容易に両側重度難聴と診断できた．しかし，運動発達が著しく遅れている児では，座位を保持して補聴器装用が可能になるまで待つ必要があり，人工内耳の適応判断にしばらく時間を要した．聴覚閾値を左右別々に評価するために補聴器適合検査が必須であることに加え，ある程度座位を保てなければ人工内耳術後も体外機を安定して装用できないため，当院では人工内耳術前に一定期間補聴器を装用できていることを確認している．

一方，進行性難聴群では，知的障害が 2 人，ASD と注意欠陥・多動性障害（ADHD）がそれぞれ 1 人と症候性難聴を有する児が半数以下で，いずれも比較的軽症であった．生後 3 ヶ月以内の聴力検査結果は，新生児聴覚スクリーニングをパスしたものから ABR 閾値が 50 dB 程度の中等度難聴までばらつきがあり，難聴が進行する速度も症例ごとに大きな差を認めた．たとえば，生後 3 ヶ月以内の ABR 閾値が同じ 50〜60 dB 程度であっても，半年以内に失聴した児もいれば，4 歳頃まで補聴器の効果が良好であった児もいた．また，少なくとも 3 人は当院受診時点で左右の平均聴力レベルが 15 dB 以上の非対称性の聴力像を呈しており，良聴耳の平均聴力レベルが 90 dB 未満で補聴器である程度語音聴取が可能であったが対側は失聴していた．この 3 人では，良聴耳の難聴が明らかに進行していたため数年以内に音声言語での会話が困難になると判断し，まだ良聴耳の補聴器の効果が保たれているうちに不良聴耳に人工内耳手術を施行した．これらの進行性難聴の 9 人では，生下時の聴力レベルや難聴進行速度，合併疾患の有無や種類に一定の傾向を認めず，cCMV 感染症の臨床像が多様であることを実感させるものであった．

4. cCMV 難聴児の人工内耳術前評価における注意点

遺伝性難聴では，原因遺伝子を同定することによって聴力像や重症度，難聴の進行速度をある程度予測することができる．そのため，聴力検査が難しい低年齢であっても科学的根拠に基づいて人工内耳の適応を判断しやすい[2]．一方，cCMV 感染症に伴う難聴では重症度や進行速度の個人差が大きく聴力予後の予測が難しい．特に，高次脳機能障害を合併する児では，集中力が続かない，あるいは検査のやり方を十分に理解できないという理由で聴覚閾値を正確に評価することは容易ではない．そのため，cCMV 難聴児では聴力検査を繰り返し施行して聴覚閾値の再現性や経時変化を注意深く確認すると同時に，ASSR 検査で周波数ごとの聴覚閾値を左右差も含めて他覚的に評価することが望ましい．また，cCMV 難聴児では内耳性の難聴だけでなく知的障害や発達障害などの中枢神経系の問題も言語発達遅滞の原因となる．特に，中枢神経系の病態は人工内耳では解決できな

いため，人工内耳の術前にこれらの合併疾患の有無と重症度を評価しておく必要がある．ただし，低年齢の難聴児では発達障害の確定診断が難しく[9]，すべての評価を人工内耳術前に完遂することは現実的ではない．必要な症例では人工内耳術前だけでなく術後も小児科と連携した経過観察を行うことが望ましい．

cCMV 難聴児の人工内耳の適応と装用効果

cCMV 難聴児における人工内耳の適応基準は，基本的には他の難聴児と同じである．音声言語の発達には十分な聴覚入力が必須であり，両側難聴のために聴性反応が不良であればまず補聴器を装用し，難聴が高度で補聴器の効果が乏しければ人工内耳植込術を考慮する．

1．cCMV 難聴児における人工内耳の効果の特徴

cCMV 難聴児における人工内耳装用効果に関しては 2018 年に systematic review が発表され，人工内耳によって cCMV 難聴児の聴性反応や言語発達が改善するが，その効果は対象群よりも低いことが示された[10]．このレビューでも論じられているように，cCMV 感染による知的障害や発達障害などの高次脳機能障害が人工内耳の効果に影響を与えると考えられる．かつては高次脳機能障害などの重複障害を有する症候性難聴児は人工内耳を用いて音声言語を獲得することが難しいため，人工内耳の適応外とされていた．しかし，重度の重複障害児であっても人工内耳によって聴性反応の改善が期待できるため，近年では重複障害児であっても環境音への反応も含めた生活の質を改善するために人工内耳が適応になると考えられている[8]．cCMV 難聴児の人工内耳装用効果は，集団解析では対象群よりも不良であるが，それぞれのcCMV 難聴児に注目すると音声言語でコミュニケーションが可能な症例から，手話などの視覚言語が不可欠な症例までばらつきが大きい[7)11)～13)]．そのため，cCMV 難聴児に対する人工内耳の適応を判断する際には，症例ごとに人工内耳術後にど

のように聴覚を活用するのか，あらかじめ適切な目標と療育方針を決定しておくことが重要となり，本稿では特にこの点を強調したい．

筆者らは，cCMV 難聴児の人工内耳装用効果が，患児の高次脳機能障害の種類や認知面の発達指数，自閉傾向と関連することを明らかにした[7]．この研究で対象となった cCMV 難聴児の数は多くはないが，cCMV 難聴児に対する人工内耳の適応や療育方針を考慮するうえで参考になると思われるので，ここで詳しく取り上げる．

2．高次脳機能障害と人工内耳の成績

筆者らは，人工内耳手術を受けた cCMV 難聴児（CMV-CI 群：術時平均年齢 3.1 歳）を ADHD 合併症例（CMV-ADHD），知的障害合併症例（CMV-MR），ASD 合併症例（CMV-ASD），非症候性難聴症例（CMV-others）のサブグループに分類し，術後 3 年頃の人工内耳装用効果を非症候性遺伝性難聴児群（Genetic-CI 群：術時平均年齢 2.4 歳）と比較した．この際，人工内耳装用効果の評価項目を基本的な聴性反応からより複雑な高次の脳機能を必要とする言語発達まで，① 装用閾値，② 幼児単語弁別能，③ 単音節語音弁別能，④ 言語発達指数の順に 4 段階に分けて評価した（図3）．もっとも基本的な聴性反応と考えられる装用閾値は CMV-CI 群のすべてのサブグループで良好な結果であったが，語音聴取や言語理解が要求される検査項目では CMV-ADHD，CMV-MR，CMV-ASD の順に成績が悪化した．具体的には，明らかな高次脳機能障害を認めない CMV-others のみがすべての項目で Genetic-CI 群と同等の成績を示したものの，いわゆる自閉傾向を有する CMV-ASD では語音弁別能から言語発達指数まで装用閾値以外のすべての項目で不良な結果となった．一方，CMV-MR では単音節語音弁別能と言語発達指数が，CMV-ADHD は言語発達指数の結果のみが障害される結果となった．この結果から，cCMV 難聴児における人工内耳の成績は合併する高次脳機能障害によって異なり，聴力閾値はすべてのサブグループで改善が期待できるもの

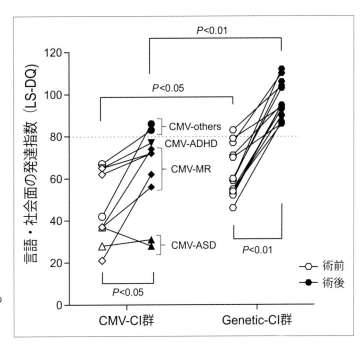

		CMV-CI群				Genetic-CI群 (n=14)
		CMV-others (n=2)	CMV-ADHD (n=1)	CMV-MR (n=4)	CMV-ASD (n=2)	
人工内耳装用効果	言語発達指数	○	△	△	×	○
	単音節語音弁別能	○	○	△-×	×	○
	幼児単語弁別能	○	○	○	×	○
	装用閾値	○	○	○	○	○

高次 →

○：良好　　△：やや不良　　×：不良

図 3.
cCMV 難聴児における高次脳機能障害と人工内耳の成績

図 4.
高次脳機能障害と人工内耳手術前後の言語発達指数の変化

の ASD や知的障害を合併する症例では言語発達だけでなく語音弁別能も不良になると考えられる.

　言語発達指数は人工内耳装用効果の評価項目の中でもっとも重要であり,人工内耳装用児の療育方針と密接に関係している.この研究では新版K式発達検査の言語・社会面の発達指数(LS-DQ)を言語発達指数として用いており,図4はCMV-CI群とGenetic-CI群の人工内耳術前と術後3年頃のLS-DQを示している.集団解析では人工内耳の術前と術後のいずれの時点でもCMV-CI群のLS-DQ は Genetic-CI 群よりも低い値であり,前項で説明したように CMV-CI 群の言語発達が不良であることを示している.しかし,両群ともに人工内耳術前から術後にかけて LS-DQ が有意に

増加していることから,cCMV 難聴児においても人工内耳が言語発達の改善に寄与しており,人工内耳が有用であることがわかる.ここで cCMV 難聴児の高次脳機能障害の種類に注目すると,2人の CMV-ASD は人工内耳術後3年経過しても LS-DQ は 40 未満のまま横ばいであり,重度の言語発達遅滞がほとんど改善しなかった.他の cCMV 難聴児では人工内耳術後に LS-DQ が改善したが,正常範囲内の 80 以上に達したのは非症候性である CMV-others のみで,CMV-ADHD や CMV-MR では 80 未満にとどまった.これらの結果から,cCMV 難聴児における人工内耳術後の言語発達遅滞は,ADHD,知的障害,ASD の順により重度になることが示唆された.cCMV 難聴児を対象

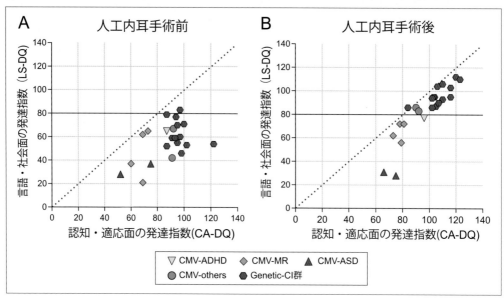

図 5. 認知機能と言語発達の関連

とした研究ではないが，重複障害をもつ難聴児を対象とした他のグループの研究でも同様の結果が報告されており[14]，難聴の原因にかかわらず高次脳機能障害の種類と人工内耳術後の言語発達が関連していると考えられる．

人工内耳術後に使用するコミュニケーションモードは言語発達と密接に関連しており，LS-DQが著しく低いCMV-ASDの2例は手話を，CMV-MRの4例中LS-DQが低い3例は手話などの視覚言語と音声言語を併用したトータルコミュニケーションを用いていた．一方，この5人以外のCMV-CI群とGenetic-CI群の全例は音声言語のみで会話が可能であった．この結果から，知的障害やASDを有するcCMV難聴児では，人工内耳術後も音声言語の改善が限定的となる可能性が高く，術後の言語発達が不良であれば手話や指文字などの視覚言語を併用した言語リハビリテーションと療育を行う必要があることがわかる．

3．認知機能と言語発達の関連

人工内耳の手術直後から適切な種類の言語リハビリテーションを開始するためには，人工内耳手術前に，術後どこまで言語発達が改善するか予測できることが望ましい．図5に示すように，cCMV難聴児における人工内耳術後の言語発達指数を予測するためには，認知面の発達指数が有用となる．人工内耳術前はcCMV難聴児だけでなく

非症候性遺伝性難聴児においても認知面と言語面の発達に乖離があり，新版K式発達検査の認知・適応面の発達指数（CA-DQ）よりもLS-DQが大幅に低い値を示した（図5-A）．しかし，人工内耳術後3年が経過するとCMV-ASD以外の症例では言語発達が認知発達に追いつき，LS-DQがCA-DQに近い値にまで改善した（図5-B）．健聴者では認知機能の発達指数と言語発達指数が相関することが知られており，難聴児でも人工内耳を用いた聴覚補償が十分であれば認知機能に見合った言語発達が得られるのであろう．認知面の発達は難聴に影響されにくいため，人工内耳の術前から術後にかけて，CA-DQの値は大きく変化しない．そのため，人工内耳術前評価でCA-DQが80以上であれば，人工内耳術後に言語発達も正常範囲近くまで改善し，音声言語を主体とした言語リハビリテーションや療育が可能になると推測できる．一方，ASDを合併するcCMV難聴児では，人工内耳術後も言語発達遅滞はほとんど改善しないため，視覚言語を用いた療育方針を継続することが望ましい．cCMV難聴児に限らず，ASDを合併する難聴児では人工内耳術後も言語発達遅滞が改善しにくいことが報告されている[15]．ASDに特徴的な中枢神経系の問題が言語発達遅滞の主たる原因となっているために，人工内耳によって聴性反応は改善するものの言語発達遅滞は変化しないと推

察される．このように人工内耳術後の言語発達は術前の認知面の発達と自閉傾向の有無からある程度予測することができる（図6）．

まとめ

本稿では，人工内耳手術の適応となるcCMV難聴児の臨床像と，人工内耳の効果について解説した．cCMV感染症は，非症候性難聴だけでなく症候性難聴の原因にもなりうる．非症候性のcCMV難聴児では人工内耳の装用効果は比較的良好で，通常，音声言語を用いた会話が可能となる．一方，知的障害やASDなどの高次脳機能障害を合併する症候性のcCMV難聴児では，人工内耳の装用によって聴性反応は改善するが言語発達遅滞が残存し，視覚言語の併用が不可欠なことが多い．cCMV難聴児における人工内耳術後の言語発達は，術前評価における認知面の発達指数と自閉傾向の有無からある程度予測することができる．そのため，cCMV難聴児における人工内耳の適応を判断する際には，症例ごとに人工内耳の効果をあらかじめ予測し，耳鼻咽喉科医師，言語聴覚士，小児科医師が密に連携して，最適な術後の言語リハビリテーションと療育の方針を決定しておくことが重要である．

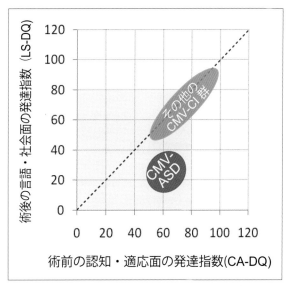

図 6. cCMV難聴児における人工内耳術後の言語発達の予測

文 献

1) Morton CC, Nance WE：Newborn hearing screening--a silent revolution. N Engl J Med, **354**(20)：2151-2164, 2006.
2) 宇佐美真一：難聴の個別化医療を目指して：Toward Personalized Medicine of Deafness. 日耳鼻会報, **124**(2)：135-147, 2021.
3) Fowler KB, Boppana SB：Congenital cytomegalovirus(CMV)infection and hearing deficit. J Clin Virol, **35**(2)：226-231, 2006.
4) Williamson WD, Demmler GJ, Percy AK, et al：Progressive hearing loss in infants with asymptomatic congenital cytomegalovirus infection. Pediatrics, **90**(6)：862-866, 1992.
5) 小川 洋：先天性サイトメガロウイルス感染と聴力障害. 日耳鼻会報, **116**(3)：140-146, 2013.

6) Boppana SB, Ross SA, Fowler KB：Congenital cytomegalovirus infection： clinical outcome. Clin Infect Dis, **57**(suppl_4)：S178-S181, 2013.
7) Yamazaki H, Yamamoto R, Moroto S, et al：Cochlear implantation in children with congenital cytomegalovirus infection accompanied by psycho-neurological disorders. Acta Otolaryngol, **132**(4)：420-427, 2012.
　Summary cCMV難聴児の人工内耳術後の言語発達は，合併する高次脳機能障害の種類や認知面の発達指数，自閉傾向と関連する．
8) Eze N, Ofo E, Jiang D, et al：Systematic review of cochlear implantation in children with developmental disability. Otol Neurotol, **34**(8)：1385-1393, 2013.
　Summary 重複障害児では人工内耳の効果が乏しい可能性があるが，聴性反応が改善することで生活の質の向上が期待できる．
9) Beers AN, McBoyle M, Kakande E, et al：Autism and peripheral hearing loss：a systematic review. Int J Pediatr Otorhinolaryngol, **78**(1)：96-101, 2014.
10) Kraaijenga V, Van Houwelingen F, Van der Horst S, et al：Cochlear implant performance in children deafened by congenital cytomegalovirus—A systematic review. Clin Otolaryngol, **43**(5)：1283-1295, 2018.
　Summary 人工内耳によってcCMV難聴児の聴性反応や言語発達を改善できるが，その効果は対象群よりも低い．

11) Iwasaki S, Nakanishi H, Misawa K, et al：Cochlear implant in children with asymptomatic congenital cytomegalovirus infection. Audiol Neurotol, **14**(3)：146-152, 2009.

12) Matsui T, Ogawa H, Yamada N, et al：Outcome of cochlear implantation in children with congenital cytomegalovirus infection or GJB2 mutation. Acta Otolaryngol, **132**(6)：597-602, 2012.

13) Yoshida H, Kanda Y, Takahashi H, et al：Cochlear implantation in children with congenital cytomegalovirus infection. Otol Neurotol, **30**(6)：725-730, 2009.

14) Cruz I, Vicaria I, Wang N-Y, et al：Language and behavioral outcomes in children with developmental disabilities using cochlear implants. Otol Neurotol, **33**(5)：751, 2012.

15) Eshraghi AA, Nazarian R, Telischi FF, et al：Cochlear implantation in children with autism spectrum disorder. Otol Neurotol, **36**(8)：e121, 2015.

MB ENT, 261：53-58, 2021

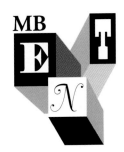

◆特集・先天性サイトメガロウイルス感染症と難聴―診断・予防・治療―

先天性サイトメガロウイルス感染症に対するワクチンの現状

岩崎　聡[*1]　古舘佐起子[*2]

Abstract　先天性サイトメガロウイルス(CMV)感染症は妊娠中の CMV 初感染または再活性化により胎児へ感染するものであり，その 10～20%に障害を生じる．障害に対する抗 CMV 薬による治療は薬の副作用などの問題があり，ワクチンによる予防が期待されている．ヒト CMV の吸着・侵入には gB, gN, gH, gM, gL 領域が関与している．CMV 生ワクチンには Towne 株，Toledo 株，AD-169 ワクチンの開発，異種ウイルスからなるワクチンの研究があるが，実用化には至っていない．CMV 不活化ワクチンには gB ワクチンやその改良型，様々な DNA ワクチンが開発されたが，やはり実用化には至っていない．現在，RNA, mRNA ワクチンの開発研究が進められているが，課題は多いようだ．したがって，先天性 CMV 感染症に対するワクチンは未だ有効なものがないのが現状である．今後のさらなる研究に期待する．

Key words　先天性サイトメガロウイルス(congenital cytomegalovirus), ワクチン(vaccine), 治療(therapy), CMV 遺伝子(CMV gene), 感染症(infection)

はじめに

　先天性サイトメガロウイルス(CMV)感染症は妊娠中の母胎における CMV 初感染または再活性化により児に胎内感染したものであり，その発生頻度は妊娠全体の 0.5～1%で[1]，特に近年，本邦では 0.26～0.5%との報告がある[2)~4)]．

　妊婦における抗体保有率は現在約 70%といわれており，献血ドナーを対象にして調査された CMV-IgG の抗体保有率からみても，10～20 歳台では 50～60%で，年齢とともに増加して 50～69 歳では 90%以上となり，この結果は国内における CMV 既感染率をほぼ反映していると考えられる[5)]．ここから 30%の妊婦が未感染と推測され，その中の 1～2%が妊娠中に CMV に初感染し，さらに初感染例の 40%で胎内感染が成立すると考えられている．

　妊婦の初感染が大きなリスクとなるため，特に胎盤への感染を防ぐためには特異抗体の誘導が重要となるため CMV ワクチンが必要とされ，その開発が進んでいるが，まだ実用化には至っていない[6)]．未感染妊婦が CMV に感染することを防ぐワクチンの開発は進んでいるが，まだ臨床試験段階である．ワクチン開発について，CMV の構造と宿主免疫，ワクチンとアジュバント，臨床試験の歴史について述べる．

CMV の構造

　ヒト CMV は，ヘルペスウイルス属の直径約 180 nm の 2 本鎖 DNA ウイルスで，正 20 面体の nucleocapsid がゲノム DNA を内包しており，脂質二重膜の envelope が nucleocapsid を覆っている(図 1)．ヒト CMV ゲノムは 235 kb の dsDNA からなり，約 250 個の open reading frame(ORF)を有している．その中に，unique long(UL)と呼ばれる領域が 1～151 番まで存在する．特に，UL139 と UL146 は超可変領域と呼ばれており，CMV の個々のゲノムタイプによって多様性を示

*1 Iwasaki Satoshi，〒 108-8329 東京都港区三田 1-4-3　国際医療福祉大学三田病院耳鼻咽喉科，教授
*2 Furutate Sakiko，同，病院講師

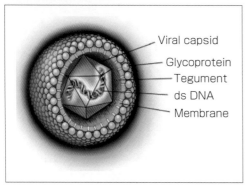

図 1. ヒトサイトメガロウイルス

すことが知られている．この領域の構造を解析することで，CMVのゲノタイプを決定・比較することができ，CMVの感染経路の同定に応用されている[7]．

種特異性が強く，ヒト以外の動物には感染しないがヒトの体内では広汎な組織に親和性があり，レセプターはまだ確定的には同定されていないものの，ヘパラン硫酸プロテオグリカン，アンネキシンⅡ，CD13（アミノペプチダーゼN）がその対象分子として注目されている．ウイルス側のリガンドとしては，envelopeを構成する糖蛋白であるglycoprotein B（gB）やglycoprotein H（gH）などが，細胞への侵入，伝播，融合に重要な働きをしている．

CMV遺伝子は前初期遺伝子，初期遺伝子，後期遺伝子の順に転写翻訳がなされ，これらの過程は48時間以上かかるとされており，単純ヘルペスウイルスの6〜9時間に比して非常に遅い増殖サイクルである．初期遺伝子は主に酵素類などを含み，後期遺伝子はウイルスの骨格を構成する蛋白を合成する．また，CMVは単純ヘルペスウイルスや水痘帯状疱疹ウイルスと異なり，ウイルス特異的酵素であるthymidine kinase（TK）を有さないことも，治療を考えるうえで重要な特徴である[8]．

CMV感染と宿主免疫

1．ウイルスの吸着・侵入

ヒトCMVのenvelopeには多糖類の糖蛋白が存在し，ウイルスの吸着・侵入に関与する．特にgB（UL55領域），gN（UL73領域），gH（UL75領域），

gM（UL100領域），gL（UL115領域）領域が知られており，宿主細胞側のレセプターにはheparan sulfate proteoglycans（HSPG）やintegrinなどがあり，HSPGにはgM/gN複合体で，接触後の結合の安定と宿主細胞内へのシグナル伝達にはリガンドとしてgBが，レセプターとしてHSPGやintegrinが報告されている．

2．血管内皮・上皮細胞への吸着・侵入

線維芽細胞への侵入にはgH/gL複合体が，血管内皮・上皮細胞への侵入にはgH/gL/gp（UL128, 130, 131A）とgH/gL両者が関与する[9]．

3．初期免疫応答

好中球・マクロファージ・ナチュラルキラー（NK）細胞が動員され，非特異的に細胞免疫として機能する．続いて，主にCD-8を発現しているCTL（cytotoxic T lymphocyte）が誘導され主要組織適合性複合体MHC（major histocompatibility complex）classⅠ抗原に提示されたウイルス由来のペプチドを認識し，IFN-γの抗ウイルス因子が産生される．

ワクチンとは

ワクチンには弱毒化生ワクチンと不活化ワクチンがあり，不活化ワクチンは全粒子ワクチンと成分ワクチンに分類され，それぞれの種類によって異なる抗原特異的免疫応答を誘導して効果が得られる．

生ワクチンの代表にはMR（Measles：麻疹・Rubella：風疹）ワクチン，水痘ワクチンがある．弱毒化されたウイルスが増殖する過程で実際に感染を生じさせるため，自然感染と同様の機序によって液性免疫と細胞性免疫を誘導する．

不活化ワクチンの中でも全粒子ワクチンには日本脳炎ワクチン，不活化ポリオワクチンがあり，成分ワクチンの代表はインフルエンザワクチン，肺炎球菌ワクチン，ヒトパピローマウイルス（HPV）ワクチンなどである．不活化ワクチンの場合は感染細胞が出現しないため，細胞性免疫の誘導は起こらない．また，免疫原性も弱く，十分な

免疫応答が得られないため，免疫応答を増強するために様々なアジュバントが用いられる．

生ワクチンでも不活化ワクチンでも，皮下／筋肉内注射によって接種されると自然感染とは異なり，粘膜免疫が賦活化されないため，外分泌液中の分泌型 IgA が産生されず粘膜での感染防御ができない．そこで近年では，経鼻または経口ワクチンによって粘膜免疫応答を誘導し，特異的 IgA 産生前駆細胞や T 細胞が誘導・活性化されることで分泌型 IgA を中心とする抗原特異的粘膜免疫や全身免疫応答を誘導するほうがより効果的と考えられてきている．

アジュバントとは

アジュバントにはアルミニウム塩（アラム）を代表とする沈降性アジュバントと，MF59 などの乳化された油性アジュバントの 2 種類があり，どちらも樹状細胞への抗原取り込みの促進と，細胞活性化の 2 つの作用がある．

アラムはジフテリアトキソイドのアジュバントとして1920年代から広く用いられている．近年では子宮頸がんワクチンにも，アラムに細菌の細胞膜由来の monophosphoryl lipid（MPL）を加えたものが使われており，MPL は病原体受容体の 1 つである TLR4 のリガンドとして働き，自然免疫系を不活化する．

MF59 は油性物質スクアレンを界面活性剤で乳化したものであり，インフルエンザワクチンに応用されている．樹状細胞による抗原取り込みの促進に加え，細胞外へアデノシン三リン酸（ATP）を放出させることでそれが危険シグナルとして免疫応答が増強したり，抗原提示細胞からケモカインを産生させて顆粒球などによって効率よく抗原を所属リンパ節へ送り込むなどの作用もある[10]．

ヒト CMV 感染症に対するワクチン開発の歴史に関しては，Gerna らが総説として執筆している[11]．生ワクチンと不活化ワクチンに分けて，以下に要点をまとめてみた．

CMV 生ワクチン開発の歴史

1975 年，Plotkin らにより実験室株で病原性が低いとされる Towne 株を用いた生ワクチンによる Phase Ⅰ/Ⅱ の臨床試験がなされた．続いて，1974 年には AD-169 ワクチンが開発された．1996 年には前出の Towne 株の一部を病原性が高いとされる Toledo 株のゲノムと置き換えた Towne/Toledo キメラワクチンを CMV 既感染者に摂取する Phase Ⅰ 臨床試験が行われたが，その後開発は中断されている．その理由として Towne 生ワクチン株では，内皮細胞への感染を阻止できる抗体が誘導されないということである．その原因として，内皮細胞への感染に関与するペンタマー構成 3 蛋白質がコードされないためで，現在ペンタマーに対する免疫誘導が可能なワクチンの開発のための基礎研究が進行している．

続いて，異種ウイルスをベクターとした CMV 生ワクチンが開発されてきた．1999 年には Adler らが gB を，2001 年には Bernstein らが pp65（細胞質抗原で，gB に細胞性免疫を誘導する）を，カナリア痘ウイルスをベクターとした phase Ⅰ 試験が行われたのをはじめとして，2018 年まで動物実験の段階ではあるものの，gB，pp65，IE-1，IE-2 などを導入する方法が試みられている．

2007 年以降，アルファウイルスレプリコン粒子（VRPs）ワクチンといって，弱毒化した異種ウイルスからなる RNA をベースとしたもので，CMV の gB，pp65，IE-1，IE-2 などを組みこんだものが開発された．2014 年には Wen らがマウスにより gH/gL および精製された gH/gL 複合体で VRPs ワクチンの比較したところ，複合体により高い中和抗体価がみられたと報告している．CMV 生ワクチンの現状を表 1 にまとめた．

CMV 不活化ワクチンの歴史

1990 年に Gonczol らによって最初の gB ワクチンが開発され，第 2 相試験が成人（Pass ら，1999 年），小児（Mitchell ら，2002 年）に行われたが，

表 1. 生ワクチンの現状

種類	ワクチン候補	報告者／報告年	臨床研究・動物実験状況	特徴・備考
弱毒化生ワクチン	Towne ワクチン	Plotkin ら/1975	Phase Ⅰ/Ⅱ	未感染成人女性の感染予防への有効性は示さず.
	AD-169 ワクチン	Elek & Stern/1974		改良型が V160 ワクチンとなる.
	Towne/Toredo ワクチン	Kemble ら/1996	Phase Ⅰ	未感染者への免疫誘導がみられた.
ウイルスベクターワクチン	カナリア痘ウイルスベクター	Adler ら/1999	Phase Ⅰ	
		Bernstein ら/2001	Phase Ⅰ	
	アルファウイルスベクター	Reap ら/2007	Phase Ⅰ	
	リンパ球性脈絡髄膜炎ウイルスベクター	Schleiss ら/2017	Phase Ⅰ	異種ウイルスをベクターとして利用する.
	修飾型ワクシニアアンカラウイルス（MVA）ベクター	Wussow ら/2013	Phase Ⅰ	
		La Rosa ら/2017	Phase Ⅰ	
		Chiuppesi ら/2017	動物実験	
		Wussow ら/2018	動物実験	
		Tang ら/2017	動物実験	
VRPs ワクチン	AVX601（bicistronic ワクチン）	Reap ら/2007	Phase Ⅰ	ヒトに対して安全で免疫原性があると示された.
	PC もコードする VRPs ワクチン	Wen ら/2014	動物実験	gH/gL をコードするワクチンと比較して中和抗体の力価が高かった.

抗体反応期間は短かった.

　2009〜2016 年にかけて gB 膜貫通ドメインを除去することで改良された gB 提示ワクチンが開発され, 3 つの第 2 相試験が行われ, わずかではあるが抗体価陰性の初感染の抑制および抗体価陽性の女性の免疫応答のブーストがみられた.

　また, これまでに様々な DNA ワクチンが開発されている. たとえば, Selinsky らが2005 年に開発した ASP0113 の二価ワクチンには pp65 遺伝子を改良した VCL-6368 と細胞外ドメインである AD169 の gB をコードする VCL-6365 が含まれている.

　RNA ワクチンも開発が進んでおり, pp65-IE-1 構造と gB を発現する mRNA をアカゲザルに投与したところ中和抗体と T 細胞の両方の免疫応答を引き起こすことができた.

　LNP（lipid nanoparticles）添加の mRNA ワクチンは gB と PC をコードし, 中和抗体反応を惹起する. しかし, 2018 年には John らにより pp65-mRNA ワクチンに対する T 細胞の免疫応答は, 他のヒト CMV 抗原の存在によって阻害されたと報告され, まだ課題が残っている.

　VLPs ワクチンは, Virus-like particles といって, 野生型ウイルスのようにウイルス様の粒子で包まれているが, ウイルスゲノムをもたないものである.

　Dense body（DBs）ワクチンは, ヒト CMV 感染細胞内に蓄積された dense body に包まれ, 内部に糖蛋白および上皮蛋白を含むが, DNA を含まないものである. 2010 年に Becke らが, 2013 年に Cayatte らによって, マウスにおいて中和抗体と T 細胞応答を起こしたと報告された.

　ペプチドワクチンは造血幹細胞移植のレシピエントにとってヒト CMV の予防のため使用されている.

　五量体（pentameric complex；PC）ワクチンは 2004 年に Hahn らによる内皮細胞誘導に必要な UL128-130-131 遺伝子座（UL128L）の発見および Ryckman らによる gH/gL とその複合体の同定によって 2008 年に考案された. 五量体はヒト CMV の主要な中和抗原であり, 感染の際に内皮細胞と上皮細胞に必要である. 2016 年に Wang ら, 2017 年に Ha らにより, AD169 株の UL131 遺伝子のフレームシフト変異の修復で PC 発現させた V160 ワクチンにおける第 1 相試験では V160 ワクチンが安全で免疫原性があり, 中和抗体と T 細胞の両方の免疫応答を誘導することが示された[10]. CMV 不活化ワクチンの現状を表 2 にまとめた.

まとめ

　CMV は TORCH 症候群の中で胎児感染の頻度がもっとも高く, 年間約 1,000 人の乳幼児に神経

表 2. 不活化ワクチンの現状

種類	ワクチン候補	報告者／報告年	臨床研究・動物実験状況	特徴・備考
gB サブユニットワクチン		Gonczol ら/1990	Phase Ⅱ	成人・小児への投与で短期間の抗体反応がみられた.
	改良型 gB サブユニットワクチン		Phase Ⅱ	血清陽性の成人女性に対する免疫増強の効果がみられた.
DNA ワクチン	ASP0113 二価ワクチン	Selinsky ら/2005	Phase Ⅰ	2022 年完了予定で Phase Ⅲ試験中.
	VCL-CT02	Jacobson ら/2009	Phase Ⅰ	免疫応答の誘発における DNA ワクチンのプライミング効果が示された.
	合成コンセンサス配列ワクチン	Ramanathan ら/2009	開発段階.	
	エレクトロポレーション技術による多種 DNA	Flingai ら/2013	動物実験	電気パルスにより，プラスミドの細胞質への侵入が容易になる.
				中和抗体，強い T 細胞応答がみられた.
RNA ワクチン	mRNA ベースの多抗原性ワクチン	Novartis 社	動物実験	中和抗体と T 細胞の両方の応答が誘導された.
		Moderna Therapeutics 社	動物実験	強い中和抗体反応を誘発した.
		John ら/2018	動物実験	強い液性および細胞性免疫応答を誘発した.
eVLPs ワクチン	水疱性口内炎ウイルス	Kirchmeier ら/2014		エンベロープを持つワクチン様粒子.
	gag 蛋白＋pp65＋gB プラスミド		Phase Ⅰ	Phase Ⅰの進行中.
		Vicente ら/2014		Redvax GmbH 社開発中.
DBs ワクチン	Dense Body ワクチン	Becke ら/2010 Cayatte ら/2013	動物実験	中和抗体および T 細胞応答の両方を誘発した.
ペプチドワクチン	PepVax	La Rosa ら/2012	Phase Ⅰ	造血幹細胞移植レシピエントへの試験で副作用がないことが示された.
		Dasari ら/2013	動物実験	強い中和抗体と T 細胞応答が得られた.
PC ワクチン	V160 ワクチン	Fu ら/2012	Phase Ⅰ	安全で免疫原性があり，中和抗体と T 細胞の両方の応答を誘導することが示された.
	HEK-293 細胞で作成された可溶性 PC	Chiuppesi ら/2017	動物実験	研究段階.
	BAC クローン MVA ベクター	Wussow ら/2018	動物実験	強い中和抗体反応を示した.
	MF59 アジュバント添加 PC	Novartis 社	動物実験	高い中和抗体反応がみられた. 開発段階.
	CHO 細胞由来 PC ワクチン	Kabanova ら/2014	動物実験	ウイルス播種の遮断，高力価の中和抗体反応がみられた.

学的後遺症をきたすので，その予防と治療の必要性は高い．しかし，予防という意味で現在まだ有効性が証明された CMV ワクチンは存在しない．抗 CMV 治療が主となっているが，骨髄抑制や催奇形性，精子形成の低下，発ガン性などの副作用の懸念があり，遅発性障害が発生した後に使用しても効果がみられない問題があり，世界中でまだ先天性 CMV 感染症への適応が認められていない．したがって，スクリーニング検査を充実させ，予防に努めることが現状では重要である[12]．今後さらなるワクチン開発の進展を期待するものである．

文 献

1) Pass RF, Fowler KB, Boppana SB, et al：Congenital cytomegalovirus infection following first trimester maternal infection：symptoms at birth and outcome. J CIin Virol, 35：216-220, 2006.

2) Koyano S, Inoue N, Oka A, et al：Screening for congenital cytomegalovirus infection using newborn urine samples collected on filter paper：feasibility and outcomes from a multicenter study. BMJ Open, 1：e000118, 2011.

3) 岩谷壮太，森岡一郎：先天性サイトメガロウイルス感染症．小児科臨床, 68：2542-2546, 2015.

4) 安達のどか，菅沼栄介：先天性サイトメガロウイルス感染症．MB ENT, 218：185-191, 2018.

5) 永井　正：新生児における CMV 感染経路. Japanese Journal of Transfusion and Cell Therapy, **64**：479-483, 2018.

6) 岡田賢司：予防／治療ができる小児の難聴とウイルス感染―現状と課題―. 日耳鼻会報, **123**：223-231, 2020.

7) Bradley AJ, Kovacs IJ, Gatherer D, et al：Genotypic analysis of two hypervariable human cytomegalovirus genes. J Med Virol, **80**：1615-1623, 2008.

8) 多屋馨子：サイトメガロウイルス感染症とは. 国立感染症研究所. IDW 2003 年第 15 号, 2003.

9) 小杉伊三夫：サイトメガロウイルス（CMV）. ウイルス, **60**：209-220, 2010.

10) 黒野祐一：ワクチンによる免疫誘導のメカニズム. 耳喉頭頸, **92**：306-308, 2020.
Summary ワクチンによる免疫の誘導には自然免疫と獲得免疫が関与し，生ワクチンと不活化ワクチンがあり，両者で免疫応答が異なる.

11) Gerna G, Lilleri D：Human cytomegarpvirus（HCMV）infection/re-infection：development of a protective HCMV vaccine. New Microbiologica, **42**：1-20, 2019.
Summary CMV 生ワクチンには Towne 株, Towne/Toledo キメラ，異種ウイルスベクターによるワクチンがあり，不活化ワクチンには gB 提示，DNA，RNA ワクチンが含まれる.

12) 井上直樹：先天性サイトメガロウイルス感染症の実態と予防・治療の方向性. 岐阜薬科大学紀要, **64**：1-10, 2019.
Summary 糖蛋白 B ワクチンではウイルス増殖を阻害できなかったことから，新たな方法論による開発が重要である. 当面は妊婦の啓発が鍵となる.

MB ENT, 261：59-65, 2021

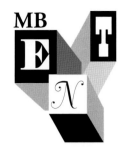

◆特集・先天性サイトメガロウイルス感染症と難聴─診断・予防・治療─

先天性サイトメガロウイルス感染症に対する予防対策

山田秀人*

Abstract 日本では新生児300人に1人が先天性サイトメガロウイルス(CMV)感染を起こし，1,000人に1人が症候性感染児として出生する．全妊婦にCMV抗体スクリーニングを行っても，先天性感染の半数以上を占めるウイルスの再活性化・再感染による先天性感染児を見逃すため，新たな妊婦と新生児のCMVスクリーニング方法を提案する．妊婦にCMV IgGスクリーニングを行い，IgG陰性者には妊娠中の初感染を予防するための教育と啓発を行う．症状，感染経路，児への影響を説明したうえで，CMVを含んでいる可能性のある小児の唾液や尿との接触をなるべく避けるよう，また十分な手指衛生を心がけるように教育し啓発する．一方，標的スクリーニングとして，母子感染ハイリスクである超音波異常，切迫早産，早産，胎児発育不全，多胎，発熱・感冒症状を認める妊婦ではCMV IgGが陽性であれば，新生児尿CMV核酸検査を保険適用で行う．新生児聴覚スクリーニングでリファー(要再検)となった場合，生後3週以内に尿CMV核酸検査を行う．先天性CMV感染児の早期の診断および抗ウイルス薬治療によって，後遺症が減少することは明らかである．

Key words サイトメガロウイルス(cytomegalovirus；CMV)，母子感染(infection of infant from mother)，スクリーニング(screening)

はじめに

サイトメガロウイルス(CMV)はベータヘルペスウイルス科に分類され，正式名称はヒトヘルペスウイルス5(HHV-5)である．感染細胞が巨細胞やフクロウの目(owl's eye)のような核内封入体を形成する病理学的特徴がある．主に幼児時に感染し，ほとんどが不顕性感染の形で生涯にわたり潜伏感染する．感染経路として，母乳，小児の唾液や尿の他，輸血による感染もみられる．母体初感染では無症状が多く，時に感冒様症状を呈する．一般的に，肝機能障害，肺炎，単核症などの症状を呈するのは先天性感染児，未熟児，移植後，HIV感染や免疫不全などの患者である．先天性感染児以外は，難聴や網膜炎などの神経学的後遺症の発生は少ない．CMVによる母子感染はTORCH症候群の中で頻度が一番高く，日本では新生児300人に1人が先天性CMV感染を起こし，1,000人に1人が症候性感染児として出生する．日本人妊婦の抗体保有率は約70%である．初感染でも母体は無症状であることが多く，時に感冒様症状や発熱を伴う．全妊婦を対象としたCMV抗体スクリーニングは，母子感染予防や先天性感染予測の効果が明らかではないため，ガイドラインなどで推奨している国は世界にまだない．ワクチン開発については，これまでのgB糖タンパクワクチンの母子感染予防の効果は限定的で，まだ実用化には至っていない．近年，5つのgHタンパクをターゲットにしたペンタメトリックコンプレックス(PC)ワクチンの開発が進められている．

* Yamada Hideto, 〒006-8555 北海道札幌市手稲区前田1条12丁目1-40 医療法人渓仁会 手稲渓仁会病院 不育症センター長, 兼オンコロジーセンターゲノム医療センター長

4段階のサイトメガロウイルス母子感染の
対策方法

4段階のCMV母子感染の対策方法が，想定される．

① 妊婦CMV抗体スクリーニングと感染予防の教育と啓発を行う：我々の前向きコホート研究により，全妊婦に対する抗体スクリーニングを行っても，先天性CMV感染児を半数以上見逃すことが判明した．抗体陰性者には，感染予防の教育と啓発を行う．

② 妊娠中にCMV初感染を起こした妊婦に胎児感染予防を行う：CMV初感染妊婦に抗体高力価の免疫グロブリンの母体静脈内投与を行ったイタリアの無作為二重盲検試験（CHIPS study）では，胎児感染予防の効果は認めなかった[1]．神戸大学でも臨床研究として，CMV初感染妊婦5人に免疫グロブリンの投与を行ったが，4人に先天性感染が発生し，胎児感染予防の効果を認めていない[2]．免疫グロブリン母体投与の胎児CMV感染予防の効果を世界的に誰も確認していない．

③ 症候性の先天性CMV感染の胎児に治療を行う：我々は世界で初めて，症候性感染胎児に免疫グロブリン治療を行った．神戸大学では臨床研究として，免疫グロブリン胎児治療を行っている．免疫グロブリン胎児治療は，病変が軽微な症例には後遺症抑制の効果があるであろう．

④ 新生児尿スクリーニングを行い，先天性感染児は精査，抗ウイルス薬治療，フォローアップを行う：無症候性の先天性CMV感染児も同定できるため，新生児尿スクリーニングは有用である可能性が高い．

母子感染と先天性感染児の後遺症リスク

これまで，先天性CMV感染児は妊娠中にCMVに初感染した妊婦から多く出生し，症候性の割合や後遺症は，CMV再活性化・再感染による非初感染妊婦から出生する先天性感染児より多いと考えられていた．しかし，近年，先天性CMV感染

児の75％が非初感染妊婦から出生し[3]，先天性感染児の神経画像所見や難聴の後遺症は，CMV初感染妊婦と非初感染妊婦では同程度であると報告された[4)~6)]．フィンランドの登録コホート研究では，症候性感染児の54％は非初感染妊婦から出生した[7]．前向きコホート研究として我々は，CMV IgG，IgM，IgG avidity index（AI）を用いた妊婦抗体スクリーニングと新生児尿CMV-DNAスクリーニングを実施した．その結果，先天性CMV感染児の70％は非初感染妊婦から出生し，症候性感染児の75％は非初感染妊婦から出生することを明らかにした[8]．

近年のエビデンスに基づいた，CMV母子感染と先天性感染児の後遺症リスクを図1に示す．日本では，妊婦1,000人中300人はCMV抗体が陰性で，700人が抗体陽性である．抗体陰性の300人から妊娠中のCMV初感染によって胎児感染が1～2人に起こる．一方，抗体陽性の非初感染の妊婦700人からCMV再活性化・再感染によって，胎児感染が3～7人に起こる．全感染胎児の10％未満が最重症のために胎児・早期新生児死亡に至る．出生した先天性感染児では，症候性／無症候性の割合や後遺症リスクは，母体のCMV初感染／非初感染の別にかかわらず同程度である．先天性CMV感染の20～30％が症候性，70～80％が無症候性感染児として出生する．症候性感染児の約90％が精神発達遅滞，運動障害，難聴などの後遺症を，無症候性感染児でも約10％に難聴などの後遺症を残す．最近我々は，症候性感染の新生児に抗ウイルス薬治療を行うことによって，4割が重度後遺症（両側難聴ないしDQ<70）に至り，2割が軽度後遺症（片側難聴ないしDQ70～79）を持ち，しかし，残り4割は正常に発達することをコホート研究により報告した[9]．先天性CMV感染児の早期の診断および抗ウイルス薬治療によって，後遺症が減少することを明らかにした．

妊婦と新生児の新たなスクリーニング方法

これまで観察研究によって，超低出生体重の

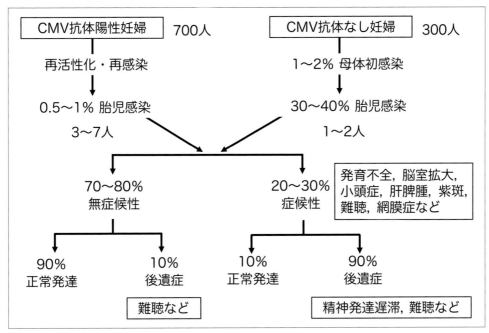

図 1. CMV 母子感染と先天性感染児の後遺症リスク

1.3%，SGA の 1.7〜3.7%，早産の 3% に先天性 CMV 感染が発生することが諸外国で報告されていた[10)〜12)]．我々は前向きコホートの観察研究により，胎児超音波異常，切迫早産（先天性 CMV 感染の発生頻度：0.8〜2%），早産（同 1.3%），低出生体重（同 1.1〜1.4%），LFD（同 0.8〜1.3%），多胎（同 2.9%），発熱・感冒様症状（同 1.1〜1.4%），新生児の自動聴性脳幹反応（AABR）リファー（同 5.0%）は，先天性 CMV 感染と関係する臨床所見であることを報告した[8)13)14)]．これら先天性 CMV 感染の発生頻度は，全妊婦を対象とした抗体スクリーニングによって同定できる CMV IgG 陽性かつ IgM 陽性の妊婦から出生する先天性感染児の発生頻度（1.0%）[8)]と同じかそれ以上であった．したがって，全妊婦の CMV IgG・IgM スクリーニングは臨床症状リスク因子と比べて，先天性感染児を見つける効率はよくない．

我々の前向きコホート研究の多変量ロジスティック解析では，ローリスク妊娠のみあつかう産科 1 次施設のクリニックでは，先天性 CMV 感染児の発生頻度は 0.22%（9/4,125 人）で，妊娠中の発熱・感冒様症状（OR 19.8，95%CI 4.1-95.7），第 2 三半期の切迫流早産（OR 7.1，95%CI 1.9-26.7）が，先天性 CMV 感染発生のリスク因子

であった[15)]．発熱・感冒様症状，第 2 三半期の切迫流早産のどちらかがあった場合，100% の感度で先天性 CMV 感染の発生を予測できた．妊娠中の発熱・感冒様症状があった妊婦の 1.1%（7/627 人），第 2 三半期の切迫流早産があった妊婦の 0.8%（5/618 人），AABR 異常があった新生児の 4.5%（1/22）が先天性 CMV 感染を発症した[15)]．

一方，ハイリスク妊娠が集まる総合周産期母子医療センターの大学病院では，先天性 CMV 感染児の発生頻度は 0.69%（32/4,613 人）と 3 倍以上高く，妊娠中の FGR（胎児発育不全）を含む超音波異常（OR 12.7，95%CI 5.8-27.7），発熱・感冒様症状（OR 5.4，95%CI 2.6-11.2），34 週未満早産（OR 2.6，95%CI 1.1-6.0），25 歳未満（OR 2.7，95%CI 1.1-6.6）が，先天性 CMV 感染発生のリスク因子であった[16)]．超音波異常，発熱・感冒様症状，34 週未満早産のどれかがあった場合，90.6% の感度で先天性 CMV 感染の発生を予測できた．妊娠中の発熱・感冒様症状があった妊婦の 2.0%（19/954 人），FGR があった妊婦の 2.6%（8/309 人），FGR を含む超音波異常があった妊婦の 5.7%（19/335 人），34 週未満早産児の 2.6%（11/424 人）が先天性 CMV 感染を発症した[16)]．

切迫早産，早産，FGR，超音波異常など先天性

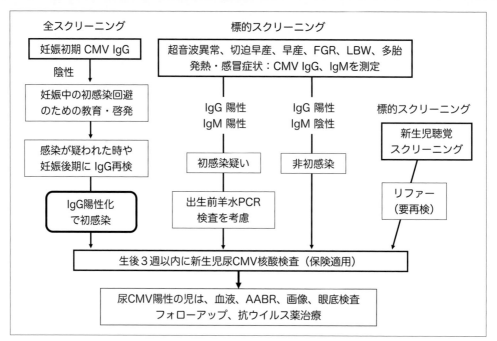

図 2. 妊婦と新生児の CMV スクリーニング方法

表 1. 感染予防のための妊婦の啓発と教育

サイトメガロウイルスを含んでいる可能性のある小児の唾液や尿との接触を妊娠中はなるべく避けましょう.
・以下の行為の後には，頻回に石けんと水で 15〜20 秒間は手洗いをしましょう.
　　おむつ交換
　　子どもに食事を与える
　　子どものハナやヨダレを拭く
　　子どものおもちゃを触る
・子どもと食べ物，飲み物，食器を共有しない.
・おしゃぶりを口にしない.
・歯ブラシを共有しない.
・子どもとキスをするときは，唾液接触を避ける.
・玩具，カウンターや唾液・尿と触れそうな場所を清潔に保つ.

CMV 感染のハイリスク妊娠は，1 次施設から母子医療センターに転院や搬送になっていると推察する. 発熱・感冒様症状を起こすウイルス感染が，潜伏感染している CMV を子宮局所と血中で再活性化させる可能性がある. 子宮局所の炎症が，CMV の再活性化と子宮収縮を惹起し，切迫流早産や早産を引き起こす. または，子宮内の CMV 感染が子宮収縮を惹起する可能性などが考えられる.

　全妊婦に CMV IgG・IgM スクリーニングを行っても，先天性感染の半数以上を占めるウイルスの再活性化・再感染による先天性感染児を見逃す[8]. このため，効率的な先天性 CMV 感染児の同定を目指した，新たな妊婦と新生児の CMV スクリーニング方法を提案する（図 2）. 妊婦に CMV IgG スクリーニングを行い，IgG 陰性者には妊娠中の初感染を予防するための教育と啓発を行う. 多くの妊婦は CMV について，妊娠中の初感染によって胎児に影響が出ることについて認識が乏しい. 症状，感染経路，児への影響を説明したうえで，CMV を含んでいる可能性のある小児の唾液や尿との接触をなるべく避けるよう，また十分な手指衛生を心がけるように教育し啓発する（表1）. IgG 陰性妊婦は，妊娠 34〜35 週に CMV IgG を再検し，陽性化があれば初感染と診断する.

　一方，標的スクリーニングとして，ハイリスクである超音波異常，切迫早産，早産，FGR，LBW（低出生体重），多胎，発熱・感冒症状を認める妊婦[15)16)]では，CMV IgG と IgM を測定する. IgG 陽性であれば IgM 陽性陰性にかかわらず，新生児尿 CMV 核酸検査を保険適用で行う. 新生児聴覚スクリーニングでリファー（要再検）となった場合，生後 3 週以内に出産施設で尿 CMV 核酸検査を行う（図2）. リファーになる新生児の 4.5% が先天性 CMV 感染である[15)]. ハイリスク妊娠を扱う周産期母子医療センターでは，およそ新生児 200 人に1 人が先天性 CMV 感染で出生しているため[7)]，全

表 2. 先天性 CMV 感染のリスクを有する新生児

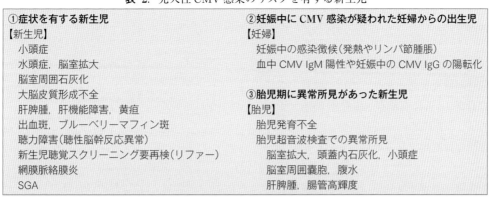

①症状を有する新生児	②妊娠中に CMV 感染が疑われた妊婦からの出生児
【新生児】	【妊婦】
小頭症	妊娠中の感染徴候(発熱やリンパ節腫脹)
水頭症,脳室拡大	血中 CMV IgM 陽性や妊娠中の CMV IgG の陽転化
脳室周囲石灰化	
大脳皮質形成不全	③胎児期に異常所見があった新生児
肝脾腫,肝機能障害,黄疸	【胎児】
出血斑,ブルーベリーマフィン斑	胎児発育不全
聴力障害(聴性脳幹反応異常)	胎児超音波検査での異常所見
新生児聴覚スクリーニング要再検(リファー)	脳室拡大,頭蓋内石灰化,小頭症
網膜脈絡膜炎	脳室周囲嚢胞,腹水
SGA	肝脾腫,腸管高輝度

(日本小児科学会予防接種・感染症対策委員会(2018 年 10 月)より改変)

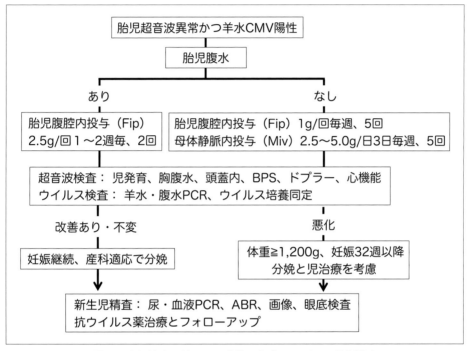

図 3. 症候性先天性 CMV 感染の免疫グロブリン胎児治療

新生児に尿 CMV スクリーニングを行うことも妥当である.

新生児のウイルス検査

先天性 CMV 感染の診断は,生後 3 週以内に新生児尿によって行う.生後 3 週間を超えると,先天性感染と後天性感染の区別が困難となる.血清中 CMV IgM や CMV 抗原血症は先天性 CMV 感染児であっても約半数で陰性となる.2018 年 1 月,先天性 CMV 感染の診断を目的とした,等温核酸増幅法による新生児尿の「サイトメガロウイルス核酸検出」が保険適用(保険点数 850 点)と

なった.日本小児科学会予防接種・感染症対策委員会がまとめた先天性 CMV 感染のリスクを有する新生児を表 2 に示す.

免疫グロブリン胎児治療

我々は 1995 年に世界で初めて,腹水のある先天性 CMV 感染胎児に免疫グロブリン胎児治療を行った[17].胎児腹水を除去した後,高力価免疫グロブリンを 2.5 g ずつ妊娠 28 週と 29 週に腹腔内に投与を行った.妊娠 34 週に帝王切開で出生し,頭蓋内石灰化があったが後遺症はない.その後,日本で 2005 年から症候性先天性感染に対する免

疫グロブリン胎児治療（腹腔内・母体静脈内投与）の多施設共同研究を開始した．2010年4月までに多施設で合計12人に実施し，生存率83％，正常発達30％で，片側難聴のみ後遺症が20％であるため，胎児治療は有用である可能性を示した[18]．

2009年以降，神戸大学では症候性先天性CMV感染への免疫グロブリン胎児治療を臨床研究として継続している．超音波異常があり，かつ羊水CMV陽性で腹水がある場合，2.5gの免疫グロブリンの胎児腹腔内投与を行う．腹水がない場合は，1gを胎児腹腔内ないし2.5〜5.0gを母体静脈内に投与する．症候の改善があれば正期まで妊娠を継続し，悪化する場合には人工早産と新生児の抗ウイルス薬治療を考慮する（図3）．

2009〜2019年までに，免疫グロブリン胎児治療と新生児抗ウイルス薬治療を受けた症候性の先天性感染児11人は，1.5歳以上の評価として，正常発達45.5％，軽度後遺症36.4％，重度後遺症18.2％の神経学的帰結であった．同期間に新生児抗ウイルス薬治療のみを受けた症候性の先天性感染児14人は，正常発達21.4％，軽度後遺症14.3％，重度後遺症64.3％であった．重度後遺症の割合は，免疫グロブリン胎児治療を行った群で有意に少なかった（$P<0.05$）．免疫グロブリン胎児治療と新生児抗ウイルス薬治療を組み合わせることで，症候性感染児の後遺症を抑制できる可能性がある．

引用文献

1) Revello MG, Lazzarotto T, Guerra B, et al：CHIP Study Group：A randomized trial of hyperimmune globulin to prevent congenital cytomegalovirus. N Engl J Med, **370**：1316-1326, 2014.

2) Tanimura K, Tairaku S, Deguchi M, et al：Prophylactic intravenous immunoglobulin injections to mothers with primary cytomegalovirus infection. Kobe J Med Sci, **60**：E25-E29, 2014.

3) Wang C, Zhang X, Bialek S, et al：Attribution of congenital cytomegalovirus infection to pri-mary versus non-primary maternal infection. Clin Infect Dis, **52**：e11-e13, 2011.

4) Yamamoto AY, Mussi-Pinhata MM, Isaac Mde L, et al：Congenital cytomegalovirus infection as a cause of sensorineural hearing loss in a highly immune population. Pediatr Infect Dis J, **30**：1043-1046, 2011.

5) Goderis J, De Leenheer E, Smets K, et al：Hearing loss and congenital CMV infection：a systematic review. Pediatrics, **134**：972-982, 2014.

6) Giannattasio A, Di Costanzo P, De Matteis A, et al：Outcomes of congenital cytomegalovirus disease following maternal primary and non-primary infection. J Clin Virol, **96**：32-36, 2017.

7) Puhakka L, Renko M, Helminen M, et al：Primary versus non-primary maternal cytomeg-alovirus infection as a cause of symptomatic congenital infection—register-based study from Finland. Infect Dis, **49**：445-453, 2017.

8) Tanimura K, Tairaku S, Morioka I, et al：Universal screening with use of immunoglobulin G avidity for congenital cytomegalovirus infection. Clin Infect Dis, **65**：1652-1658, 2017.
Summary 全妊婦にCMV IgG・IgMスクリーニングを行っても，先天性感染の半数以上を占めるウイルスの再活性化・再感染による先天性感染児を見逃す．
9) Yamada H, Tanimura K, Fukushima S, et al：A cohort study of the universal neonatal urine screening for congenital cytomegalovirus infection. J Infect Chemother, **26**：790-794, 2020.

10) Vaudry W, Rosychuk RJ, Lee BE, et al：Congenital cytomegalovirus infection in high-risk Canadian infants：Report of a pilot screening study. Can J Infect Dis Med Microbiol, **21**：e12-e19, 2012.

11) van der Weiden S, de Jong EP, Te Pas AB, et al：Is routine TORCH screening and urine CMV culture warranted in small for gestational age neonates? Early Hum Dev, **87**：103-107, 2011.

12) Lorenzoni F, Lunardi S, Liumbruno A, et al：Neonatal screening for congenital cytomegalovirus infection in preterm and small for gestational age infants. J Matern Fetal Neonatal Med, **27**：1589-1593, 2014.

13) Tanimura K, Tairaku S, Ebina Y, et al：Prediction of congenital cytomegalovirus infection in high-risk pregnant women. Clin Infect Dis, **15**：159-165, 2017.

14) Yamada H, Tanimura K, Tairaku S, et al：Clinical factor associated with congenital cytomegalovirus infection in pregnant women with non-primary infection. J Infect Chemother, **24**：702-706, 2018.

15) Uchida A, Tanimura K, Morizane M, et al：Clinical factors associated with congenital cytomegalovirus infection：A cohort study of pregnant women and newborns. Clin Infect Dis, doi：10.1093/cid/ciz1156, 2019.
   Summary 産科 1 次施設のクリニックでは，先天性 CMV 感染児の発生頻度は 0.22％で，妊娠中の発熱・感冒様症状，第 2 三半期の切迫流早産が，先天性感染発生のリスク因子であった．

16) Imafuku H, Yamada H, Uchida A, et al：Clinical and ultrasound features associated with congenital cytomegalovirus infection as potential predictors for targeted newborn screening in high-risk pregnancies. Sci Rep, in press.
   Summary 総合周産期母子医療センターでは，先天性 CMV 感染児の発生頻度は 0.69％と 3 倍以上高く，超音波異常，発熱・感冒様症状，34 週未満早産，25 歳未満が，先天性感染発生のリスク因子であった．

17) Negishi H, Yamada H, Hirayama E, et al：Intraperitoneal administration of cytomegalovirus hyperimmunoglobulin to the cytomegalovirus-infected fetus. J Perinatol, **18**：466-469, 1998.

18) Japanese Congenital Cytomegalovirus Infection Immunoglobulin Fetal Therapy Study Group：A trial of immunoglobulin fetal therapy for symptomatic congenital cytomegalovirus infection. J Reprod Immunol, **95**：73-79, 2012.
   Summary 先天性 CMV 感染に対する免疫グロブリン胎児治療を実施し，生存率 83％，正常発達 30％，片側難聴のみ後遺症が 20％であるため，胎児治療は有用である可能性がある．

第 34 回日本口腔・咽頭科学会総会ならびに学術講演会

会　期：2021 年 9 月 2 日（木）～3 日（金）
会　場：コングレコンベンションセンター
　　　　〒530-0011 大阪市北区大深町 3-1 グランフロント大阪　北館 B2F
会　長：岩井　大（関西医科大学耳鼻咽喉科・頭頸部外科学講座教授）
テーマ：進化と躍進
ホームページ：https://www.cs-oto.com/jssp34/outline.html
予定プログラム：

　1）特別講演
　　1．「医師によるベンチャー起業と倫理─産官学連携を通じた医療の発展─」（共通講習─倫理）
　　2．「政府の医療施策とコロナ禍を受けての今後の動向」（共通講習─感染）
　2）会長特別講演「耳下腺手術の向上をめざして」
　3）特別企画「今からなにを　次からいかに─新任教授陣による日本口腔・咽頭科学会の進化・躍進に向けた考察─」
　4）シンポジウム
　　・耳下腺手術の推進
　　・口腔・咽頭・唾液腺癌の治療最前線
　5）パネルディスカッション
　　・明日から私も嚥下診療
　　・深頸部膿瘍─予後診断と治療法の検討
　　・OSA における外科手術のトレンド
　　・これから始める唾液腺管内視鏡
　6）教育セミナー
　　・歯科口腔外科の展開─口腔ケアからいびき治療，顎骨壊死手術まで
　　・味覚研究の展開
　　・口腔と免疫アレルギー：新たな治療展開
　　・未来に向けた新しい診療のかたち（領域講習）
　　・救急医の立場から見たアナフィラキシー（領域講習）
　　・人口老齢化に向けた嚥下診療
　　・扁桃を巡るガイドラインと今後の展開
　7）共催セミナー
　　・免疫チェックポイント阻害剤登場後の再発・転移頭頸部癌治療
　　・喉頭内視鏡検査の新展開─可動式小型ストロボスコピーによる声帯振動評価─
　　・最新のアレルギー性鼻炎治療について─抗ヒスタミン薬の治療戦略─
　　・Type 2 炎症性疾患に対する抗体薬治療の将来展望
　　・頭頸部癌免疫療法のエッセンス
　　・アレルギー性鼻炎と口腔マイクロバイオーム
　　・小児の耳下腺疾患と流行性耳下腺炎
　　・好酸球性副鼻腔炎の病態解明と新たな治療戦略
　　・これからの掌蹠膿疱症治療を考える
　　・口蓋扁桃摘出術の新たな選択肢
　　・BNCT の可能性と限界から再発頭頸部癌に対する治療戦略を考える
　　・外視鏡 ORBEYE がもたらす耳鼻咽喉科手術へのベネフィット
　　・唾液腺管内視鏡手術ハンズオン
【事務局】関西医科大学耳鼻咽喉科頭頸部外科学講座
　　　　　〒573-1010　大阪府枚方市新町 2-5-1
　　　　　事務局長：八木正夫
【運営事務局】株式会社 オフィス・テイクワン
　　　　　　　〒451-0075　名古屋市西区康生通 2-26　TEL：052-508-8510／FAX：052-508-8540
　　　　　　　E-mail：jssp34@cs-oto.com／URL：http://www.cs-oto.com/jssp34/

第 66 回日本音声言語医学会総会・学術講演会

会　期：2021 年 10 月 7 日（木）〜8 日（金）

会　場：WEB 開催（ライブ配信予定）

会　長：齋藤康一郎（杏林大学医学部耳鼻咽喉科学教室教授）

会場整理費：一般 10,000 円

プログラム

特別講演 1：「Neuromyectomy of the TA muscle for the treatment of adductor spasmodic dysphonia—my 20 years experience—」（耳鼻咽喉科領域講習申請中）

特別講演 2：「文字言語文化と音声言語文化」

教育講演 1：「痙攣性発声障害の基礎」

教育講演 2：「難聴の診断からリハビリテーションまで（小児を中心に）」

JSLP セミナー 1（シンポジウム）：「よりよい聴こえをめざして—医師と言語聴覚士互いの役割再発見—」（耳鼻咽喉科領域講習申請中）

JSLP セミナー 2（シンポジウム）：「遺伝性疾患の症候として音声・言語・聴覚障害を診る」（耳鼻咽喉科領域講習申請中）

イブニングセミナー：「Professional singer のノドの調節機構とその治療」（耳鼻咽喉科領域講習申請中）

＜ポストコングレスセミナー（メディカルスタッフの視点から日常診療のギモンに答える）＞

　ポストコングレスセミナーとして，以下のように 2 つのコースを用意いたしました．時間が重複いたしますので，ライブ配信ではいずれか 1 つのコースのみご参加となりますが，オンデマンド配信をご利用いただくことで，2 つのコースの受講が可能です．奮ってご参加ください．受講された方には，両コースとも，それぞれ受講修了証をお送りいたします．

　会　期：2021 年 10 月 9 日（土）10：00〜15：00（WEB 配信）

　参加費：第 66 回日本音声言語医学会総会・学術講演会に参加登録をいただいた方は，1 コース受講の場合 1,000 円，2 コースとも受講の場合は 2,000 円，参加登録がない方は，1 コース受講の場合は 3,000 円，2 コースとも受講の場合は 4,000 円．

　　1．ここが聞きたい！「音声障害の検査・診断・治療のポイント」

　　2．何をみてどのように対応する？「気管切開患者への対応とカニューレの取り扱い」

　　詳細はホームページ（http://jslp2021.umin.ne.jp/）をご覧ください．

【事務局】杏林大学医学部耳鼻咽喉科学教室内

　　〒181-8611　東京都三鷹市新川 6-20-2　TEL：0422-47-5511

　　事務局長：宮本　真

【運営事務局】株式会社ドゥ・コンベンション

　　〒101-0063　東京都千代田区神田淡路町 2-23　アクセス御茶ノ水ビル 5F

　　TEL：03-5289-7717/FAX：03-5289-8117

　　E-mail：jslp2021-office@umin.ac.jp

第 31 回日本耳科学会総会・学術講演会

会　期：2021 年 10 月 13 日（水）〜16 日（土）

会　場：ヒルトン東京お台場

　　　　〒135-8625　東京都港区台場 1-9-1

　　　　TEL：03-5500-5500／FAX：03-5500-2525

会　長：小島博己（東京慈恵会医科大学耳鼻咽喉科学教室教授）

理事会・代議員総会：2021 年 10 月 13 日（水）午後　於：ヒルトン東京お台場

学術講演会：テーマ「その先の医療へ」

　　　　　1）特別講演：2 題

　　　　　2）シンポジウム：8 題

　　　　　3）パネルディスカッション：5 題

　　　　　4）テーマセッション：1 題

　　　　　5）公募セッション「その先の医療へ―次世代からの発信―」：5 題

　　　　　6）日韓セッション：テーマセッション 2 題，追悼講演

　　　　　7）教育セミナー：8 題（領域講習）

　　　　　8）共通講習：1 題（感染対策）

　　　　　9）日本耳科学会賞受賞講演，日本耳科学会奨励賞受賞講演

　　　　　10）会長講演

　　　　　11）ハンズオンセミナー

　　　　　12）各種委員会による企画

　　　　　13）ランチョンセミナー：13 題

　　　　　14）一般講演：口演発表，ポスター発表

【事務局】東京慈恵会医科大学耳鼻咽喉科学教室

　　　　　〒105-8461　東京都港区西新橋 3-25-8

　　　　　Tel：03-3433-1111（内線 3601）／Fax：03-3578-9208

Monthly Book

ENTONI
エントーニ

編集主幹
小林　俊光（仙塩利府病院耳科手術センター長）
曾根三千彦（名古屋大学教授）

通常号定価 2,750 円（本体 2,500 円＋税）

"はなづまり"を診る

No. 241（2020 年 2 月号）
編集企画／竹野　幸夫（広島大学教授）

はなづまりの病態生理に
裏付けられた診断治療を解説

- 鼻腔生理とはなづまりの病態
- はなづまりの評価法と検査法
- はなづまりと嗅覚障害
- はなづまりと睡眠障害
- はなづまりと加齢・ホルモン・心因
- はなづまりとアレルギー性鼻炎・花粉症
- はなづまりと副鼻腔炎
- はなづまりの薬物療法
- はなづまりの保存療法
  ―局所処置とネブライザー療法―
- はなづまりの手術方法
  ―鼻中隔矯正術について―
- はなづまりの手術療法
  ―下鼻甲介手術について―

味覚・嗅覚の診療 update

No. 251（2020年 11 月号）
編集企画／三輪高喜（金沢医科大学教授）

味覚・嗅覚それぞれの特性を
十分に理解して対応することが重要

- 味覚障害の種々相
- 亜鉛と味覚障害
- 心因性味覚障害・舌痛症
- 薬物性味覚障害
- 味覚障害の種々相
- 慢性副鼻腔炎による嗅覚障害の病態と治療
- 感冒後嗅覚障害の病態と治療
- 嗅覚障害と認知症
- 嗅覚刺激療法
- 嗅覚・味覚障害の漢方療法
- 味覚・嗅覚障害と全身疾患

詳しく知りたい！
舌下免疫療法

No. 250（2020 年 10 月号）
編集企画／藤枝　重治（福井大学教授）

基礎から臨床まで、自験例を含め紹介

- 舌下免疫療法 ―どうして舌下なのか？―
- 舌下免疫療法の臨床効果が得られる症例とは。どんな症例に行うのか
- 我が国で実施されている舌下免疫療法の効果と安全性に関するエビデンス
- スギ舌下免疫療法と注意点
- スギ花粉症の効果
- ダニ舌下免疫療法の安全な導入と注意点
- ダニの舌下免疫療法の効果
- 口腔アレルギー症候群に対する舌下免疫療法
- 気管支喘息に対する舌下免疫療法の効果
- 小児に対する舌下免疫療法の実際
- 舌下免疫療法の作用機序
- 舌下免疫療法とバイオマーカー
- COVID-19 パンデミックと舌下免疫療法

せき・たん
―鑑別診断のポイントと治療戦略―

No. 232（2019 年 5 月号）
編集企画／平野　滋（京都府立医科大学教授）

各領域のエキスパートにより
鑑別診断・治療戦略を伝授

- 咳反射・喉頭防御反射
- 慢性咳嗽
- 副鼻腔気管支症候群
- 咽喉頭逆流症
- 喉頭アレルギー
- 小児のせき・たん
- 高齢者のせき・たん
- 免疫疾患・免疫低下と関連するせき・たん
- 薬剤性間質性肺炎
- 肺炎とせき・たん
- 誤嚥とせき・たん

 全日本病院出版会　〒113-0033 東京都文京区本郷 3-16-4　Tel：03-5689-5989
www.zenniti.com　　　　　　　　　　　　　　　　　　Fax：03-5689-8030

FAX による注文・住所変更届け

改定：2015 年 1 月

毎度ご購読いただきましてありがとうございます．

読者の皆様方に小社の本をより確実にお届けさせていただくために，FAX でのご注文・住所変更届けを受けつけております．この機会に是非ご利用ください．

◇ご利用方法

FAX 専用注文書・住所変更届けは，そのまま切り離して FAX 用紙としてご利用ください．また，注文の場合手続き終了後，ご購入商品と郵便振替用紙を同封してお送りいたします．**代金が 5,000 円をこえる場合，代金引換便とさせて頂きます．**その他，申し込み・変更届けの方法は電話，郵便はがきも同様です．

◇代金引換について

本の代金が 5,000 円をこえる場合，代金引換とさせて頂きます．配達員が商品をお届けした際に，現金またはクレジットカード・デビットカードにて代金を配達員にお支払い下さい(本の代金＋消費税＋送料)．(※年間定期購読と同時に 5,000 円をこえるご注文を頂いた場合は代金引換とはなりません．郵便振替用紙を同封して発送いたします．代金後払いという形になります．送料は定期購読を含むご注文の場合は頂きません)

◇年間定期購読のお申し込みについて

年間定期購読は，1 年分を前金で頂いておりますため，代金引換とはなりません．郵便振替用紙を本と同封または別送いたします．送料無料，また何月号からでもお申込み頂けます．

毎年末，次年度定期購読のご案内をお送りいたしますので，定期購読更新のお手間が非常に少なく済みます．

◇住所変更届けについて

年間購読をお申し込みされております方は，その期間中お届け先が変更します際，必ずご連絡下さいますようよろしくお願い致します．

◇取消，変更について

取消，変更につきましては，お早めに FAX，お電話でお知らせ下さい．

返品は，原則として受けつけておりませんが，返品の場合の郵送料はお客様負担とさせていただきます．その際は必ず小社へご連絡ください．

◇ご送本について

ご送本につきましては，ご注文がありましてから約 1 週間前後とみていただきたいと思います．お急ぎの方は，ご注文の際にその旨をご記入ください．至急送らせていただきます．2～3 日でお手元に届くように手配いたします．

◇個人情報の利用目的

お客様から収集させていただいた個人情報，ご注文情報は本サービスを提供する目的(本の発送，ご注文内容の確認，問い合わせに対しての回答等)以外には利用することはございません．

その他，ご不明な点は小社までご連絡ください．

株式会社 全日本病院出版会

〒 113-0033 東京都文京区本郷 3-16-4-7F
電話 03(5689)5989　FAX03(5689)8030　郵便振替口座 00160-9-58753

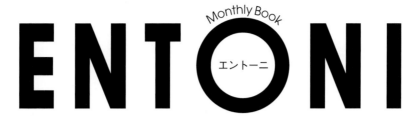

FAX 専用注文書

「Monthly Book ENTONI」誌のご注文の際は，この FAX 専用注文書もご利用頂けます．また電話でのお申し込みも受け付けております．毎月確実に入手したい方には年間購読申し込みをお勧めいたします．また各号１冊からの注文もできますので，お気軽にお問い合わせください．

バックナンバー合計
5,000 円以上のご注文
は代金引換発送

―お問い合わせ先―
㈱全日本病院出版会 営業部
電話 03（5689）5989　　FAX 03（5689）8030

☐年間定期購読申し込み　No.　　　から

☐バックナンバー申し込み

No.	-	冊	No.	-	冊	No.	-	冊	No.	-	冊
No.	-	冊	No.	-	冊	No.	-	冊	No.	-	冊
No.	-	冊	No.	-	冊	No.	-	冊	No.	-	冊
No.	-	冊	No.	-	冊	No.	-	冊	No.	-	冊

☐他誌ご注文

	冊		冊

お名前	フリガナ ⑭	診療科

ご送付先	〒　　- ☐自宅　　☐お勤め先

電話番号	☐自宅 ☐お勤め先

FAX 03-5689-8030 全日本病院出版会行

全日本病院出版会行
FAX 03-5689-8030

年　　月　　日

住所変更届け

お名前	フリガナ	
お客様番号		毎回お送りしています封筒のお名前の右上に印字されております8ケタの番号をご記入下さい。
新お届け先	〒　　都道　府県	
新電話番号	（　　）	
変更日付	年　月　日より	月号より
旧お届け先	〒	

※ 年間購読を注文されております雑誌・書籍名に✓を付けて下さい。

- □ Monthly Book Orthopaedics（月刊誌）
- □ Monthly Book Derma.（月刊誌）
- □ 整形外科最小侵襲手術ジャーナル（季刊誌）
- □ Monthly Book Medical Rehabilitation（月刊誌）
- □ Monthly Book ENTONI（月刊誌）
- □ PEPARS（月刊誌）
- □ Monthly Book OCULISTA（月刊誌）

FAX 03-5689-8030
全日本病院出版会行

通常号⇒ 2,500 円＋税
※No.214 以前発行のバックナンバー,
　各目次等の詳しい内容は HP
　(www.zenniti.com) をご覧下さい.

次号予告

ここが知りたい！CPAP 療法

No. 262（2021 年 9 月号）
編集企画／藤田医科大学ばんたね病院教授
　　　　　　　　　　　　中田誠一

CPAP の適応と弊害　　　　原　　浩貴
CPAP における鼻閉対策　　鹿野　和樹ほか
小児 CPAP の問題点と工夫　杉山　　剛
OSA における周術期のリスクと管理
　　　　　　　　　　　　千葉伸太郎
高齢者 CPAP の問題点と工夫　星野　哲明
CPAP のメカニズムと問題点
　─新型コロナウイルス COVID-19 と
　気道消化管（aerodigestive duct）の
　観点から─　　　　　　徳永　　豊
CPAP 使用中の不眠と睡眠導入薬
　　　　　　　　　　　　森　　裕之
心不全と CPAP・ASV のポイント
　　　　　　　　　　　　安間　文彦
耳鼻咽喉科診療所における CPAP 療法の
　位置づけ　　　　　　　菊池　　淳
CPAP 不耐症の人への代替療法　西村　洋一ほか

編集顧問：本庄　　巌　京都大学名誉教授

編集主幹：小林　俊光　仙塩利府病院
　　　　　　　　　　　耳科手術センター長
　　　　　曾根 三千彦　名古屋大学教授
　　　　　香取　幸夫　東北大学教授

No. 261　編集企画：
　　小川　洋　福島県立医科大学
　　　　　　　会津医療センター教授

Monthly Book ENTONI　No. 261

2021 年 8 月 15 日発行（毎月 1 回 15 日発行）
　　定価は表紙に表示してあります.
　　　　Printed in Japan

© ZEN・NIHONBYOIN・SHUPPANKAI, 2021

発行者　　末　定　広　光
発行所　　株式会社　全日本病院出版会
　〒113-0033 東京都文京区本郷 3 丁目 16 番 4 号 7 階
　　　　電話（03）5689-5989　Fax（03）5689-8030
　　　　郵便振替口座 00160-9-58753

印刷・製本　三報社印刷株式会社　　電話（03）3637-0005
広告取扱店　㈱日本医学広告社　　　電話（03）5226-2791

・本誌に掲載する著作物の複製権・翻訳権・上映権・譲渡権・公衆送信権（送信可能化権を含む）は株式会社
　全日本病院出版会が保有します.
・ JCOPY ＜（社）出版者著作権管理機構　委託出版物＞
　本誌の無断複写は著作権法上での例外を除き禁じられています. 複写される場合は, そのつど事前に, （社）出版
　者著作権管理機構（電話 03-5244-5088, FAX 03-5244-5089, e-mail: info@jcopy.or.jp）の許諾を得てください.
　本誌をスキャン, デジタルデータ化することは複製に当たり, 著作権法上の例外を除き違法です. 代行業者等
　の第三者に依頼して同行為をすることも認められておりません.

74